もっと ねころんで読める

やさしい呼吸入門書 2

呼吸のすべて

ナース・研修医のためのやさしい呼吸器診療とケア2

国立病院機構
近畿中央胸部疾患センター
内科
倉原 優

MCメディカ出版

はじめに

　「今日誰かが木陰で涼をとれるのは、ずっと昔、誰かが木を植えておいてくれたからである」という稀代の投資家ウォーレン・バフェットの言葉があります。医学とは日々進歩し続けるものですが、先人が積み上げた知識をもとに、新しい知識を仕込むだけで私たちはすべての知見を手に入れることができます。多くの患者さんや医療従事者が、はるか太古から木を植え続けてくれたからこそ、良質な医療が提供できる現在があります。

　しかし、数世紀前に比べると、医学はとんでもなく難しい学問に変貌を遂げてしまいました。とはいえ、医学は医師だけのものではありません。地球上に暮らすすべての人に享受されるべき学問です。やさしい学問であるべきです。

　この本は、そういう思いのもと、「とっつきやすさ」を第一に考えた本です。難しい医学とやさしい医学の橋渡しになるような本を目指しています。そして、呼吸器学ってこんなに楽しいんだと思ってもらえたら嬉しいです。

　実はこの本は第2作。できれば、第1作『ねころんで読める　呼吸のすべて』から読んでみてください。2冊読み通すと、呼吸器病棟に勤務するのが楽しくなるかもしれませんよ。そして、この本で読んだことを時折思い出してみてください。ふふふ、マンガを思い出して笑ってしまうかもしれませんね。

　本書の執筆にあたってご尽力くださったメディカ出版の江頭崇雄様に心より感謝申し上げます。いつも自宅での執筆に協力してくれる妻の実佳子、息子の直人・恵太もありがとう。

2016年4月
国立病院機構近畿中央胸部疾患センター

倉原　優

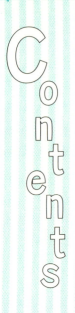

はじめに 3

1章：病棟編

1. パニック！患者さんから結核菌が！ 8
   〜これって緊急事態？〜
2. 歩くときだけSpO$_2$が低くなる 14
   〜どんな病気を考える？〜
3. 結局N95マスクはいつ装着するの？ 19
   〜間違っても患者さんにはつけない！〜
4. SpO$_2$をモニタリングする意味は？ 23
   〜実は医学的適応は限られる？〜
5. 誤嚥イコール絶食は本当に正しいのか 27
   〜すすまぬ法整備〜

2章：症状編

1. 下顎呼吸と死亡確認 32
   〜人生最期の呼吸〜
2. 喀痰の色で疾患がわかる？ 37
   〜色とりどりの喀痰たち〜
3. 実は奥が深いあくび 41
   〜身体からの危険信号！〜
4. 長引く咳をみたら何を疑う？ 44
   〜「とりあえず絨毯爆撃治療」はNG？〜
5. 知っておきたい人名のついた呼吸 49
   〜チェーン・ストークス、ビオー、クスマウル〜
6. あなどれないいびき 54
   〜夜中にフガッ！〜
7. いびきを治したい 62
   〜一に減量、二に減酒〜
8. 息を吸ったら胸が痛い！ 66
   〜何を考える？〜

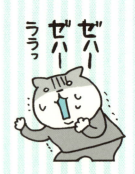

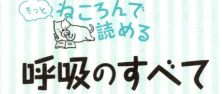

3章：診察・検査編

1. 服の上から聴診しちゃダメ？　70
   〜男性医師の苦労〜
2. 肋骨は6本じゃない！　74
   〜呼吸器病棟でもあまり知られていない真実〜
3. クラックルの数を高速で数える！　78
   〜問われるあなたの聴力〜

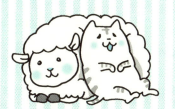

4. 呼吸器科でブラといえば？　81
   〜ブラ取っちゃいましょう〜
5. 肺動脈とは結局何なのか？　86
   〜なぜ動脈に静脈血が流れている？〜
6. たばこをやめてくれない患者さん　89
   〜つまるところ人生観〜
7. 必見！　世界一わかりやすい胸部CTの読影　94
   〜カゲがあるかないか、それだけ〜
8. 胸部CTには2種類ある！　100
   〜キーワードはハイレゾ〜
9. どういうときに気管支鏡をするのか？　104
   〜適応は2つ覚えろ！〜

4章：疾患編

1. 喘息と咳喘息　108
   〜あやふやな境界線〜
2. どうせ過換気でしょ？　なんて言わないで　110
   〜ペーパーバッグ療法は効くのか？〜
3. 探偵は呼吸器病棟にいる　114
   〜過敏性肺炎の原因をつきとめろ！〜
4. 冬に呼吸器疾患が多いって本当？　118
   〜寒さに弱い呼吸器〜
5. 膠原病と呼吸器疾患の関係　122
   〜無関係に見えてアヤシイ関係〜

5章：治療編

1. 吸入薬が多くて覚えられません 126
〜そもそも覚えなくてよいのだ〜

2. 呼吸器内科でよく耳にする"ステロイドパルス療法"って？ 132
〜核爆弾投下〜

3. 世界一わかりやすい肺がん治療の基礎の基礎 136
〜エビデンスの砦〜

4. 肺がんで使用する錠剤が多すぎ？ 139
〜ニブマブニブマブ……〜

5. 安易にHOTといわないで 144
〜在宅酸素療法の功罪〜

6. 笑いと呼吸器疾患 147
〜笑うことはよいことか〜

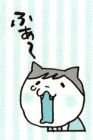

コラム

① 「ガフキー〇号」という言葉はもう死語？ 13
② 「吐吸」ではなく「呼吸」と書く理由 18
③ くしゃみの時速 30
④ あなたの好きなたばこの味は？ 65
⑤ 耳かきをするとなぜ咳が出るの？ 68
⑥ 肺という漢字は8画です！ 77
⑦ 寝るときにブラジャーをつけると呼吸器によくない？ 85
⑧ 禁煙したら体重は何kg増える？ 93
⑨ プレコーディアルキャッチシンドローム 121
⑩ 吸入薬はわが子のおもちゃ 131
⑪ 免疫チェックポイント阻害薬：ニボルマブ（オプジーボ®） 142
⑫ 「ニブ」と「マブ」の意味 143
⑬ アルク 143

1章
病棟編

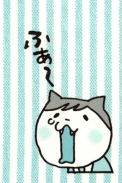

1. パニック！ 患者さんから結核菌が！

これって緊急事態？

空気感染する疾患

ある患者さんの喀痰の抗酸菌塗抹検査で陽性が出たとき、こんな会話が繰り広げられました。

> 医師：「えっ！ ○○さんの喀痰の抗酸菌塗抹検査が"1＋"だって！？ こりゃあ結核かもしれないな！」
> ナース：「せ、先生！ 結核なんてウチの病院は診られませんよ！ 1秒でも早く転院させてください！」
> 医師：「わ、わ、わかった！！」

当然ですが、肺結核は空気感染します。そのため、私たち医療従事者はN95マスクを装着して感染予防するのです。結核病棟を持たない市中病院の場合、病棟の患者さんから結核菌が検出されたら皆一様に「ええーっ！」と驚きの声をあげます。

「感染」と「発病」の違いを知る

結核菌に「感染」すると、10人に1人くらい「発病」します。私たち医療従事者は、この「感染」と「発病」の違いを知っておかねばなりません。たとえば、こういう経験はないでしょうか。自分の子どもがウイルス性感冒にかかったとしましょう。「また保育園でもらってきたのかよー」などと

ブーたれている夫。「あんたにうつればいいのに」と台所で妻がチクリ。そんな夫は見事に子どもから感冒をもらい、38℃の発熱。子どもと濃厚に接触していた妻にはまったくうつりませんでした。実は私も小さい子どもが家にいますので、何度かこういう経験をしています。よく風邪が「うつる」「うつらない」と言いますが、実はこれは「発病する」「発病しない」というのが正しい考え方です。感染しても免疫が封じ込めて発病しなければ症状は出ません。そのため、感染しても症状が出ずに免疫だけでウイルスに打ち勝つことができるわけです（厳密には"勝つ"という表現は不適切なのですが）。

　結核はこの「発病」の頻度が少ないのです。濃厚接触しても感染者の90％は発病せずに、免疫による封じ込めに成功します（**図1**）[1]。

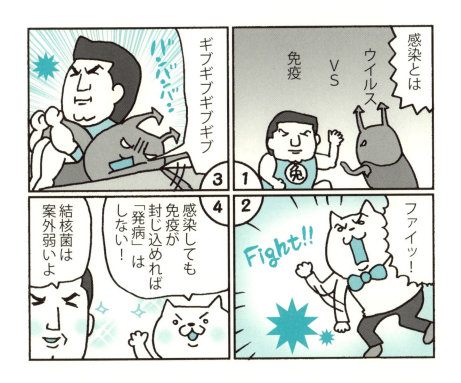

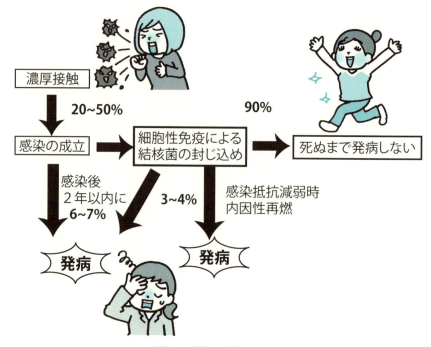

図1　結核の感染と発病

パニックにならない

　まず、病棟の患者さんから結核菌が検出されてもパニックにならないようにしましょう。そもそも、こういった状況では慌てる必要はありません。結核という感染症は、潜伏期間がものすごく長いので、知らずに結核患者さんのケアをしていたとしてもあなたが発症するのはちょっと先の話です（全発病者の半分くらいが2年以内に発症する程度）。感染しているか・していないか、また将来発病するか・しないかは、病棟の患者さんから結核菌が検出された時点で知ることはできませんし、ジタバタしても何も変わりません。どれだけ濃厚に接触していても感染しない人もいますし、「え？これだけで？」というくらい短時間の関わりであっても結核に感染してしまう人もいます。

もしもあまりにも濃厚なケアをしてしまい、どうしても将来が心配ならば、職場の産業医か保健所に相談されることをおすすめします。運悪く「感染」してしまった場合、イソニアジド（イスコチン®）という薬剤を半年ほど内服することで結核の「発病」を予防できます。ただし、100％予防できるわけではありません。

　自分が「感染」しているかどうかを知る上で、クオンティフェロンやT-SPOTという血液検査が有用です。この検査はカンタンに書くと「これまでの人生で結核菌に感染したことがあるかどうか」という検査です。高齢者になればなるほど陽性が増えていきますが、若い人であればほとんどが陰性になるはずです。そのため、この本の読者の多くはクオンティフェロンやT-SPOTは陰性になることが多いので、陽性になっていれば「感染」の可能性が高くなります。

非結核性抗酸菌症かもしれない

　病棟がパニックになるのは、冒頭のように「抗酸菌の塗抹検査が陽性になったとき」です。抗酸菌の塗抹検査というのは、検体を顕微鏡でのぞくことを意味します。そのため、顕微鏡で見えた菌が結核菌なのか結核菌のそっくりさん（非結核性抗酸菌）なのかこの時点ではわからないのです。結核菌と似ている非結核性抗酸菌は、「結核菌の双子の兄弟のようなもの」と私は説明することが多く、見た目には区別できません。ただ、結核菌の方が圧倒的に公衆衛生上タチの悪い兄貴であることは言わずもがなです。結核菌と違って、おとなしい弟クンの非結核性抗酸菌はヒトにほとんどうつりません（一部は感染性があります）。そのため、非結核性抗酸菌症の患者さんのケアにはN95マスクは不要です。見た目が同じ兄弟でもかなり対応が違いますね。

　結核と非結核性抗酸菌症を区別する方法は、PCR法やLAMP法です。これらの検査で結核菌が陽性なら、間違いなくそれは結核です。測定原理を話し出すと読者の皆さんだけでなく、書いている私も眠たくなるので割愛

しますが、PCR法の結果は基本的には翌日には判明します。LAMP法にいたってはその日のうちに判明することもあります。PCR法とLAMP法の結果が待てるか待てないかと問われれば、私は「待てる」と答えています。

　1％でも結核菌の可能性があるなら転院させるべきだ、という病院も少なからずあります。ただ、HIV感染症や悪性腫瘍の治療中などの免疫不全状態の患者さんや、明らかな空洞影があり結核を強く疑う患者さんを除いては「結核菌PCR陽性・LAMP陽性」という結果が出るまでは個室隔離で対応していただきたい（これは結核診療医としての個人的意見）。陰圧設備のある個室があればベストですが、小さな病院にはそのような機能を備えた病室はありません。なので、個室対応でよいと思います。慌てて転院してもらったにもかかわらず、「結核菌PCR陰性」という結果が判明し、患者さんが元の病院に戻ってくることもあるかもしれません。

　とはいえ、抗酸菌塗抹陽性で、結核菌PCR陰性ということは、非結核性抗酸菌症の可能性が高いワケで、これもやはり呼吸器の専門病院で診てもらうべきなんでしょうが……。とりあえず、そんなに慌てなくてもよい、ということを覚えてください。

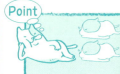

> **Point**
> 抗酸菌塗抹検査陽性＝結核ではない！
> 抗酸菌塗抹検査が陽性になっても慌てずに、医学的に待てそうなら個室隔離してPCR法やLAMP法の結果を待つ

文献
1) 公益財団法人結核予防会. 結核Q＆A. http://www.jatahq.org/about_tb/index3.html#204 （accessed 2016-04-01）

「ガフキー○号」という言葉はもう死語？

　昔は、「ガフキー5号です！」「ええーっ！」なんて会話が繰り広げられていた呼吸器病棟ですが、最近はガフキーという言葉はもはや死語になっています。とはいえ、結核で紹介されてくる患者さんの2～3割はまだガフキー○号と紹介状に書かれていますが……（紹介元の病院の検査科がまだ古い用語を用いていることが多い）。
　結核菌が多ければ多いほど、ガフキーの号数は上がっていくのですが、現在は「1＋」「2＋」のように記載します（表1）。ここでややこしいのが「±」。「±だから、結核菌は大丈夫だな」というのはププー、間違いです。「±」とは従来のガフキー1号に相当するもので、確実に喀痰の中に菌が存在することを意味しています。結核の患者さんで「±」が出たら、結核病棟に隔離する必要があります。

表1　鏡検における検出菌記載法

現在の記載法	従来の記載法 （ガフキー号数）	蛍光法 （200倍）	Ziehl-Neelsen法 （1,000倍）
－	0	0/30視野	0/300視野
±	1	1～2/30視野	1～2/300視野
1＋	2	2～20/10視野	1～9/100視野
2＋	5	20以上/10視野	10以上/100視野
3＋	9	100以上/1視野	10以上/1視野

2. 歩くときだけ SpO₂ が低くなる

どんな病気を考える？

安静時は正常なのに……

　肺の陰影で精査入院となった患者さん。「大丈夫よ、じっとしてたらほとんど症状がないんだもの！」と元気に言う患者さんのSpO_2は室内気（ルームエアー）で94％ありました。患者さんの部屋はトイレから一番遠い大部屋になりました。さて、その日の夕方のことでした。トイレの前に置いてあるベンチでうなだれている患者さんがいるではありませんか。どうしたものかと聞いてみると、どうやらトイレに歩いただけで息がしんどくて休憩していたというのです。急いでSpO_2を測定すると82％しかありませんでした。一体どういうことでしょうか？

労作時にSpO_2が下がる疾患を覚える！

　安静時にSpO_2が90％以上あっても、歩き始めると急激にSpO_2が低下し始める患者さんがいます。ズバリ、頻度から申し上げると以下の疾患を覚えておくとよいと思います。ここに慢性過敏性肺炎や結核後遺症を加えるとキリがないので、4つにしぼってみました。

①慢性閉塞性肺疾患（COPD）
②慢性間質性肺疾患（特に特発性肺線維症［IPF］）
③肺高血圧症
④じん肺

　この中では、肺高血圧症やじん肺は頻度がそもそも多くありません。二次性肺高血圧症といって、慢性間質性肺疾患があると肺高血圧症になって息がしんどくなる患者さんもいますが、やはりここはもっとシンプルにいきましょう。
　というワケで、最低限COPDとIPFだけ覚えておけばよいと私は結論づけました。極論過ぎるかもしれませんが、最優先で覚えるならこの２つだ

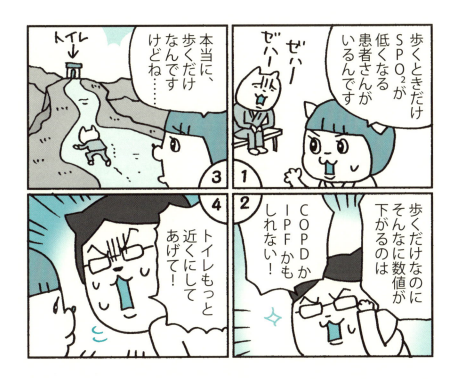

けでよろしい。

> ①COPD
> ②IPF

うーむ壮観。アルファベットだけ残った。非常にシンプルになりました。

COPDとIPFの典型的な例

　COPDは皆さんご存じの通り、喫煙歴のある男性に多いです。最近女性のCOPD患者さんもちらほら見かけますが、実臨床では圧倒的に男性に多いです。COPDが重度だと、CTで気腫肺がたくさん見えますので（胸部レントゲン写真ではわかりにくい）、喫煙歴のある高齢者のスッカスカの肺をみたときにはCOPDを疑ってください（**図2**）。COPDの患者さんは運動耐容能が低下しているので、ちょっと歩くだけで酸素化が悪くなります。そのため、トイレに行くだけでハーハーヒーヒー、というのはよくあることなのです。COPDの患者さんでは有効に換気できる肺胞が少なくなってい

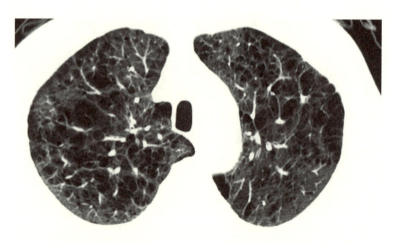

図2　COPDの気腫肺
※わかりやすいように少しコントラストをつけています。無数の黒い気腫が肺内に散在しています。

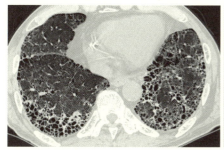
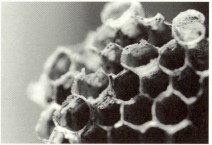

図3　IPFの蜂巣肺（図左）
※胸膜直下の部分に蜂の巣（図右）のような構造が両肺にみられます。

ます。

　IPFは呼吸器疾患の中で、予後不良の間質性肺炎の一種です。胸部CTを見ると、蜂の巣のように肺に線維化が広がっていることがわかります（**図3**）。これを蜂巣肺（ハニカムラング）と呼びます。この蜂巣肺がある患者さんの背中に聴診器をあてると、プツプツプツ……ときれいなファインクラックルが聴取されます。ファインクラックルについては前作「ねころんで読める呼吸のすべて」で書きましたね！覚えていますか？

　IPFの患者さんの中には安静にしているときにSpO$_2$が95％あっても、歩くだけで70％台までドカンと下がる人もいます。私も研修医になった頃、IPFの患者さんの6分間歩行試験を見ていたときに度肝を抜かれました。歩いてわずか10秒ほどでSpO$_2$が80％を下回ったのですから。

　IPFの患者さんは、酸素を吸っても肺胞からそれを体内に取り込むことができません。そのため、運動負荷をかければかけるほど呼吸器症状はしんどくなるという、とてもツライ病気なのです。「プールの底を溺れながら歩いているくらいしんどい」とおっしゃられた患者さんもいました。極端に労作時のSpO$_2$が下がるような場合、胸部CTで蜂巣肺があれば「ああIPFなのかもしれないな」と考えてください。その場合、間違いなく在宅酸素療法（HOT）を導入する必要があります（**5章-5参照**）。

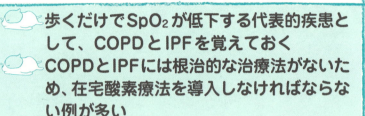

- 歩くだけでSpO₂が低下する代表的疾患として、COPDとIPFを覚えておく
- COPDとIPFには根治的な治療法がないため、在宅酸素療法を導入しなければならない例が多い

「吐吸」ではなく「呼吸」と書く理由

　息を吸って吐く。それを表す言葉が「呼吸」だと誰しも教えてもらうわけですが、なぜ「吐」ではなく「呼」という漢字が使われているのでしょうか。「吐吸」でいいじゃないか。呼吸器内科をやっていると、そんなどうでもよいことを思いつくのです。

　実は、「吐」という漢字は呼吸のみならず、中にたまったものを出すという意味があるので、息を吐くというのは厳密には間違いではないのです。ただ、息を吐くという意味の漢字には「呼」という立派なものがあるので、そちらを使うことが本来正しいはずなのです。

　そのため「息を吐く」という言葉を正しく書き直すと、「呼出する」といいます。"よびだし"ではありません、"こしゅつ"です。中国でも「呼出」という単語が使われます。もともと漢字というのは日本の言葉ではありませんから、慣例的に使っている言葉と熟語が一致しないことはしばしばあるようです。

3. 結局N95マスクはいつ装着するの？

間違っても患者さんにはつけない！

N95マスクの95って何？

　さて、N95マスク（図4）を装着していれば結核の感染をほぼ確実に予防することができます。装着していると呼吸がしにくいので、私もあまり好きではありません。N95マスクというのは、米国労働安全衛生研究所のN95規格をクリアしたマスクのことです。「N」とは耐油性がない（Not to resistant to oil）という意味で、さらに強いマスクの規格として耐油性がある「R」（Resistant to oil）、防油性がある「P」（Oil Proof）があります。「95」とは、約0.3μm以上の粒子（たとえば塩化ナトリウムの結晶）を95％以上捕集できるマスクのことを指します。はい、そこ、寝ない！　難しい話はココまでですよ！

患者さんにN95マスク？

　私が研修医の頃の話です。ある病院の病棟に見学に行ったときのこと。結核疑いの患者さんがいるということで、個室に隔離された患者さんがいました。その患者さんは、N95マスクをしていました。そして、

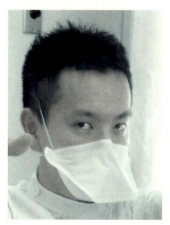

図4　N95マスクの装着方法を講義する筆者
（N95マスクには色々なタイプのものがあります）

医療従事者はサージカルマスクをつけていました。
　……。
　……。
　ちょ、ちょっと待て、何かおかしいぞ……。
　っていうか、それ逆やないか！
　確かにN95マスクを患者さんが装着すれば、外に結核菌が漏れないワケですから、一見妥当のように見えます。しかし、N95の本来の目的は、結核菌のように空気感染する菌から自分を守るために用いるものです。そのため、たとえ患者さんがN95マスクをしていたとしても、医療従事者がサージカルマスクをつけていては予防になりません。患者さんが咳嗽などで結核菌をまき散らしているとしても、周囲への飛散を予防するという意味で

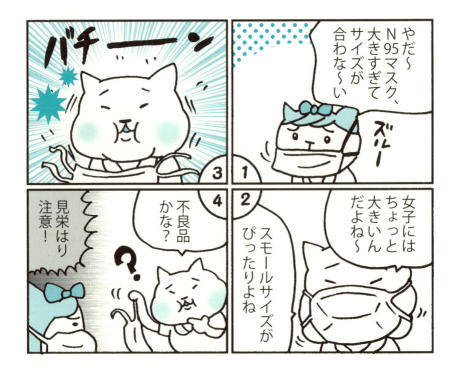

はサージカルマスクくらいで十分なのです。咳嗽をした直後の結核菌は、唾液につつまれているため粒子が大きいからです。

そのため、医療従事者がN95マスク、患者さんがサージカルマスク、というのが正しい構図です。患者さんも個室にいるときは特段マスクをつけなくてもよいと思います。

色々なサイズがあるN95マスクを

余談ですが、N95マスクは必ずしもすべての人にフィットするわけではなく、特に若い女性ではなかなか完全にフィットするN95マスクにめぐり合えないようです[1]。理想の男性、理想のマスクにはなかなか出逢えないもの。特に鼻頭と顎周辺のフィットが悪くなりやすいため、息を深く吸い込んだときにマスクがしぼむかどうか確認しましょう。息を吸ってもしぼまないタイプのN95マスクもありますので、フィットテストを受けるのが望ましいとされています。

当院のN95マスクは小柄の女性のためにスモールサイズのものも常備しています（**図5**）。とはいえ、結構小さいですコレ。「うん、私は小柄な女

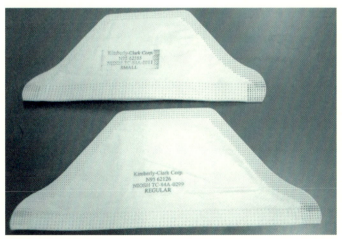

図5 スモールサイズ（上）とレギュラーサイズ（下）のN95マスク

性よね」とスモールサイズのN95にトライすると、マスクのゴムがバチンとちぎれてしまう可能性があるので、あまり見栄をはらないように注意しましょう。

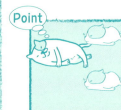

Point
- N95マスクは自分を守るために用いるマスクである
- 患者さんにN95マスクを装着させるメリットはない

文献
1) McMahon, E. et al. Implementing fit testing for N95 filtering facepiece respirators: practical information from a large cohort of hospital workers. Am J Infect Control. 2008, 36 (4), 298-300.

4. SpO_2 をモニタリングする意味は？

実は医学的適応は限られる？

「とりあえずモニタリング」は是か非か

　高齢者で肺炎……。なんだか顔色も悪くて元気がないので、とりあえず指にSpO_2センサーを装着しておこう。よし、これで夜中に急変があっても大丈夫。

　こういう場面って結構呼吸器病棟では多いですよね。酸素カニューラを鼻につけて、指にはSpO_2センサー、場合によってはナースステーションに心電図も飛ばしていたり。

　賢明な読者の方々は、私がこれからどういう議論を展開しようとしているかおわかりのことと思いますが、私は「とりあえずモニタリングしておこう」という意見はあまり好きではありません。

SpO_2モニタリングの適応

　呼吸器病棟に入院してきた患者さんは、多くが高齢者です。これはいまの時代やむを得ない。10年後、20年後にはさらに高齢者の入院が増えるでしょう。あらゆる高齢者にモニタリングが必要であるという意見に反対はありません。しかし、これからの時代、全員にモニタリングなどできません。そのためには症例をしぼっていかなければならないでしょう。

　SpO_2をモニタリングしなければならないのは、予期せぬ急変を優先的に予防しなければならない患者さんです。すなわち、以下の患者さんに集約

されると思います。

> ①ICU管理を要する重症例
> ②人工呼吸器装着例
> ③術後
> ④急速に酸素化が悪化している例（昨日は室内気だったが今日はリザーバーマスク、など）
> ⑤終末期

　ん？終末期は急変したところで延命を希望しない患者さんが多いのだから、モニタリングは本当に必要なのか？という意見もあろうかと思いますが、日本の場合「病室をのぞくと患者さんはすでに亡くなっていました」

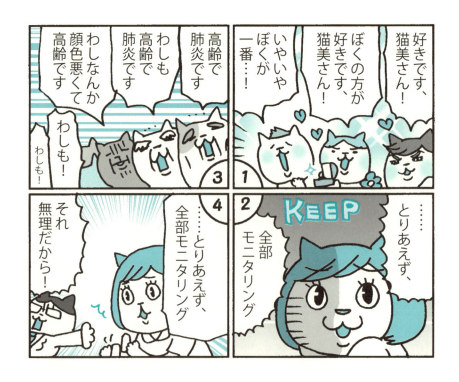

というのは許容しがたいこともあって、おそらくほぼすべての終末期の患者さんがSpO$_2$、心電図波形をモニタリングされているのが現状です。医学的な適応というよりも、法的な意味合いの方が大きいです。

　病棟で高齢だから、という理由で漫然とSpO$_2$センサーを指につけても、あまり役に立ちません。せいぜい、SpO$_2$が88％だから約束指示通り酸素療法を開始しよう、といったくらいではないでしょうか。そうした微細な変化も見逃すべきではないとする意見もあると思いますが、高齢者のバイタルサインの異常の最大瞬間風速を発見しても、おそらく予後にはあまり影響しません。

　たとえば80歳のIPFの患者さんが酸素療法を導入するために入院してきたケースはどうでしょう。こういった患者さんでは、咳き込むだけでSpO$_2$は80％台に落ちてしまうことがあります。ナースステーションのSpO$_2$アラートが鳴り響き、酸素カニューラを持って患者さんのもとへ走る。到着してみたら、咳はすでにおさまっておりSpO$_2$は94％だった。うーん、これではなんだか本当にモニタリングしている意味があるのかどうかわかりません。

　基本的に本来のADLが大きく損なわれていない非重症肺炎であれば、継続的にSpO$_2$をモニタリングする必要はないと考えます。重要なのは、悪化スピードです。明らかに肺炎が日単位で悪化しているような場合、バイタルサインや検査値がパニック値の状態で入院してきたような高齢者は是が非でもSpO$_2$モニタリングを行うべきでしょう。

　こういった患者さんにはモニタリングを行うべき、行わないべきという境界線はありません。ただ、考えるクセをつけることが重要なのだろうと思います。そのためには、その患者さんがなぜ入院してきたのかを看護サイドでも正確に把握しておかなければなりません。「間質性肺炎の急性増悪の治療目的」と「間質性肺炎の慢性的な悪化による在宅酸素療法導入目的」では天と地ほどに差があります。

　SpO$_2$センサーや心電図モニタリングの一番の弊害は、特にADLが自宅と

変わっていない患者さんにとってはとてつもないADLの障害になることです。これはとても重要なことです。胸に心電図、指にパルスオキシメーターをつけて、点滴をぶら下げながら歩いている患者さんを見ると、危ないと思うこともありますよね。

- 高齢者の肺炎イコールSpO$_2$モニタリングではなく、個々の適応を見極めるべきである
- モニタリングはADLを低下させるものと知るべし

5. 誤嚥イコール絶食は本当に正しいのか

すすまぬ法整備

> 医師：「誤嚥性肺炎だね、じゃあ絶飲食！」
> ナース：「この患者さん、この間も誤嚥性肺炎で入院して絶飲食になりましたよね……」

　誤嚥性肺炎と絶飲食は切っても切れない関係です。食事を摂らせないということは、誤嚥に対して医学的に正しい決断なのですが、どこか心にチクリとする決断でもあります。

誤嚥とは

　誤嚥という言葉は、あまり医療従事者にとっても患者さんにとっても嬉しい言葉ではありませんよね。口腔内の唾液や飲食物などを消化管に飲み下す動作を嚥下ということはご存じの通りです。この動作は、ヒトが目覚めているときも眠っているときも、無意識のうちになされている、生理現象です。しかし、高齢化、認知症、胃切除後といった状態では誤嚥のリスクが格段に高くなります。気道内に誤嚥した物質は肺炎を起こします。これが誤嚥性肺炎です。
　日本では介護を要する高齢者の死因の第1位が肺炎です。そして、高齢者の誤嚥性肺炎というのは非常に多い。

誤嚥性肺炎で留意すべきこと

　誤嚥性肺炎を診療した場合に医療従事者が留意すべきは以下の点です。病棟にお勤めの皆さんならご存じの内容ですね。

①誤嚥性肺炎に対して経験的な抗菌薬の投与を行う
②誤嚥性肺炎を再発することがあるため、抗菌薬の投与と並行して誤嚥を予防する措置をとる（口腔ケア、摂食時の姿勢の改善、十分な咀嚼、歯の治療、食事内容・形態の考慮など）
③食事の摂取を中止する場合、それに見合う非経口栄養へ切り替えることも考慮する（点滴、胃瘻など）
④原因が高齢によるものと決めつけず、脳血管障害、認知症、心疾患、悪性腫瘍などの検索を怠らない
⑤嚥下反射・咳反射の異常がないか、専門スタッフ（言語聴覚士など）と連携をとる
⑥患者さんの日々の生活、特に食事は慎重に配慮する

　私は特にこの中でも②が大事だと思っています。口腔ケアや食事形態の工夫といった地道な部分がとても大事です。

食の楽しみを奪う絶飲食

　誤嚥性肺炎を発症すると、病院に入院している患者さんの多くは「絶飲食」という指示が出されます。肺炎の原因となっている誤嚥を防止するため、口に一切モノを入れるなというのです。そのため、誤嚥性肺炎の患者さんの食の楽しみの大半が失われてしまうのが、いまの日本の誤嚥性肺炎の実状です。もちろん、とろみをつけた食事や嚥下リハビリテーションなどで工夫することは可能ですが、「どれだけ頑張っても間違いなく誤嚥する患者さんに、食事を食べてもらってよいかどうか？」という疑問は私たち医療従事者にとって最大のジレンマです。

嚥下機能の回復の見込みがある場合には胃瘻の造設は有効ですが、誤嚥性肺炎を発症したから胃瘻を考えましょうと簡単に決断するものではありませんよね。そもそも、こういった高齢者の誤嚥性肺炎で胃瘻を作ったとしても、予後を格段に良くするというデータはいまのところありません[1,2]。
　患者さんが「どうしても食べたい」「食べて死ねるなら本望」といった主張をされることもしばしばあります。その場合、絶対に誤嚥することがわかっていて食事を摂ってもらうことになります。ただ、病棟業務に就いている私たちはこの選択肢を選ぶことはほとんどありません。それは、病院は患者さんを治療する場であって、誤嚥させる場ではないからです。施設として法的に容認できない、ということです。
　私の個人的な意見として、中心静脈栄養や胃瘻が患者さんの寿命を延ばす可能性がわずかながらでもあることを説明したうえで、それでも食べるという楽しみを優先させるのであれば、リスクを承知のうえで食べてもらってよいのではないかと考えています。

懸念される医療訴訟

　ただ、堂々と病院でそれができるほど、日本の高齢者医療は発展していません。実際に誤嚥リスクのある患者さんに食べ物を与えたとして、訴訟になったケースはいくつもあります。私たち医療従事者が守られる法整備がすすまぬ以上、病院職員として誤嚥性肺炎の患者さんに食事をなかなか提供できないのが現状です。

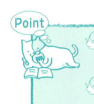

Point
- 誤嚥性肺炎に対しては食事形態などの実生活レベルのマネジメントを行う必要がある
- 現状の日本の医療現場では誤嚥性肺炎に対して積極的に食事を推奨することは難しい

文献

1) Rudberg, MA. et al. Effectiveness of feeding tubes in nursing home residents with swallowing disorders. JPEN J Parenter Enteral Nutr. 24（2）, 2000, 97-102.
2) Dennis, MS. et al. Effect of timing and method of enteral tube feeding for dysphagic stroke patients（FOOD）: a multicentre randomised controlled trial. Lancet. 365（9461）, 2005, 764-72.

くしゃみの時速

　くしゃみをするとき、ものすごい速さで飛沫が飛散するように見えます。一体どのくらいの速度かご存じでしょうか。インターネットで検索すると時速300km！などと書いてありますが、実はこれは50年前の報告に基づいて広まった知見のようです。そんなに速いのかと懐疑的だった研究グループが2013年に健常ボランティアでその最大速度を計算したところ、せいぜい時速15〜20kmだったそうです[1]。咳も同じくらいの時速だったそうな。

（文献）

1) Tang, JW. et al. Airflow dynamics of human jets: sneezing and breathing-potential sources of infectious aerosols. PLoS One. 8（4）, 2013, e59970.

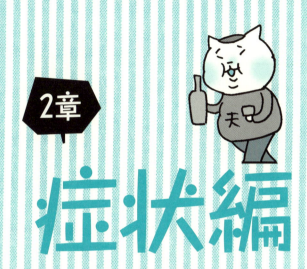

2章

症状編

1. 下顎呼吸と死亡確認

人生最期の呼吸

下顎呼吸とは

「下顎呼吸(かがくこきゅう)」という呼吸があります。英語ではrespiration with mandibular movement、mandibular breathingなどと呼ばれていますが適切な英単語はなさそうです。下顎呼吸とはその名の通り下顎を使った呼吸のことで、どういったときに出現するかといえば医療従事者の皆さんはご存じですね。

―――そう、死の直前です。

呼吸器病棟では終末期の患者さんに下顎呼吸が出始めたら、家族を呼ぶことが多いです。下顎呼吸が出始めてから死亡に至るまでの時間は、中央値で2時間半くらいとされています[1]。順序としては、喘鳴→下顎呼吸→チアノーゼ、下顎呼吸→喘鳴→チアノーゼなどいろいろなパターンがあります。

もっと広い観点で終末期をとらえた場合、嚥下困難→意識レベル低下→失調性呼吸→血圧低下→呼吸停止→心停止という流れが多いと思います(図1)[2]。意識レベルの低下は、半数以上の患者さんでは亡くなる1日前に出現します[3]。この段階で家族を呼ぶこともありますが、どのタイミングで呼ぶかというのはケースバイケースでしょう。この下顎呼吸、全例に出現するというワケではありません。文献1と3では少しその頻度が異なりますが、終末期のがん患者さんの半数以上に出現することは間違いなさそうです。実臨床でも、肺がんの患者さんでは6〜8割くらいにみられると感じ

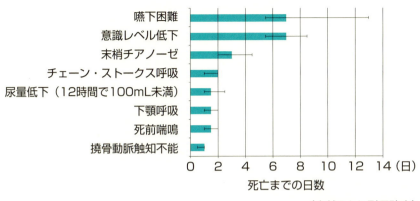

図1 緩和ケア病棟における死前期の徴候（中央値、95%信頼区間）

ています。

5日間下顎呼吸が続いた患者さん

　車のエンジンが動かなかったため、凍った道を30分歩いた冬の朝のことでした。4年ほど私が診ていた終末期の患者さんの血圧がいよいよ下がり始めました。眼窩はくぼみ、教科書的なヒポクラテス顔貌。待合室にいた家族に「血圧が低くて、もはや測定することができません。この後、呼吸回数がゆっくり減ってくると思います」と説明したところ、「今晩がヤマということでしょうか？」とお決まりの質問が飛んできました。

　この"ヤマ"という言葉。おそらく、医学的には何の定義もない言葉なのです。本来「今夜が峠です」というのが正しい使い方のようですが、峠を越せる可能性があるときに使うならまだしも、回復が不可能ながんの終末期で今から亡くなろうとしている患者さんにはこの言葉を使う意味はまったくありません。

　「あと3時間です」などと断言できればスゴイのかもしれませんが、そのような細かい予測はおそらく不可能ですので、個人的には「私の経験から言うと、おそらく今日明日中だと思います」と少し幅を持たせて家族にお

伝えしています。ただ、それでもその予測が外れてしまうことがあります。

驚くべきことにその患者さんは、5日間も下顎呼吸が続きました。明らかに血圧が低下して、意識がほぼない状態であるにもかかわらず、「あぐ、あぐ」とした下顎呼吸だけで5日間も頑張られました。

死亡確認の順序

死亡確認の方法についてしっかりと学んだことがある医療従事者はほとんどいないでしょう。これは、死亡確認の方法に答えがないから、というのが1つの理由です。私もしっかりと学んだことはなく、指導医が死亡確認をしているのを見よう見まねで覚えました。

一般的には、睫毛反射・対光反射（直接反射、間接反射）の消失、胸部聴診（心音・呼吸音の確認）、橈骨動脈・頸動脈の触診を行い、心電図モニターで脈拍がゼロで平坦であるのを確認し、家族に向かって死亡宣告を行う、といった方法がとられていると思います。確認作業をもう少し簡略化して、対光反射の消失、胸部聴診、心電図モニターの確認の3点のみで死亡宣告を行う医師もいるでしょう。この理由は、「死」が医学的に心臓・肺・脳のすべての不可逆的な機能停止と定義されており、それらをすべて満たす他覚的所見が上記の手法であるためです。

死亡の徴候すべてを満たしたとしても、死亡確認の最中（場合によっては確認後）に心電図波形が戻ることがあるので、ある程度の時間を待ってから死亡確認を行うことが重要です。無脈性電気活動（PEA）の状態だと思われますが、QRS幅の広い徐脈が30分くらい続くこともあります。個人的には心電図波形が平坦になるのを待って死亡確認しています。

死亡宣告

死亡確認を行った主治医は、家族の前で死亡宣告します。その際、色々な言い方があると思います。
「〇月×日△時□分、死亡を確認しました」

「〇月×日△時□分、御臨終です」
「〇月×日△時□分、お亡くなりになりました」

　私個人としては「死亡を確認しました」という言葉を使っています。本来「御臨終」は「終わりに臨んでいる」という意味で、死亡した直後に用いる言葉としては本来不適切なものです。しかし、日本人は「死」という言葉を忌み嫌う傾向があるため、臨終という言葉を便宜的によく使用するようです。ケースバイケースですが、そういった言葉の後に、「よく頑張られましたね」「生前家族様にこんなことをおっしゃっていましたよ」といった家族の皆さんが死を受容しやすくするよう声掛けを行うことが多いと思います。

　アメリカの場合、"His/Her heart stopped." "He/She passed away." などと言うのが一般的で、その後に "I am sorry〜" とお悔やみの言葉を述べることが多いです。日本と同じ理由で、died、death という直接的な言葉はあまり使用しません。

　死亡時刻は死亡診断書に記載する必要がありますので、病院での自然病死だと分単位まで記録することが多いです。しかし、そもそも死亡時刻を正確に死亡確認の場で家族に告げる必要があるかどうか、という議論もあります。この死亡時刻を宣告する行為は儀式的なもので、特にテレビドラマの影響が大きいように思われます。必ずしも家族に告げる必要はありません。院内感染対策の観点から腕時計をしていない医師も多く、だからといってPHSや携帯電話で時刻を確認することは、遺族の方々に失礼にあたる可能性が高いです。現代では携帯電話の液晶画面の時計の方が、針時計よりも正確かもしれませんが、死亡確認の際に携帯電話を取り出されるとやはり違和感をもってしまいます。病室に時計があればよいと思いますが、そうでなければ腕時計をそのときだけ持参する必要があります。あるいは死亡確認の作業に入る前に、部屋の隅で現在の時刻を確認しておくという方法もあるでしょう。

> **Point**
> - 死前期に下顎呼吸が起こることがあるが、詳しい機序は不明である
> - 下顎呼吸が出現すると、多くの場合「時間」単位で亡くなる
> - 死亡確認や死亡宣告に決まった順序はないが、家族が受容できるよう最大限取り計らうべきである

文献
1) Morita, T. et al. A prospective study on the dying process in terminally ill cancer patients. Am J Hosp Palliat Care. 15（4）, 1998, 217-22.
2) Hui, D. et al. Clinical signs of impending death in cancer patients. Oncologist. 19（6）, 2014, 681-7.
3) Lichter, I. et al. The last 48 hours of life. J Palliat Care. 6（4）, 1990, 7-15.

2. 喀痰の色で疾患がわかる？

色とりどりの喀痰たち

喀痰の色といえば

　喀痰の色といえば、黄色です。誰が何と言おうと黄色でしょう。私も子どもからウイルス感染症をもらったときは、喀痰の色が真っ黄色になります。これは、白血球などの炎症細胞が感染症と格闘した残骸であり、多くの場合口から排出します。ゴックンしてもよいのですが、粘度が高いと喉に引っかかるので出した方がよいと思います。もちろん「カーッ！ペッ！」なんてお下品な出し方はダメです。ティッシュにつつんでおごそかに出しましょう。

喀痰の色で疾患がわかる！

　私がこれまで出合った喀痰の中でもっとも驚いたのは黒い喀痰です。墨汁みたいな黒。喀血が止まると、凝血塊として黒っぽい痰が出ることがありますが、それどころではなく、本当に真っ黒だったのです。実はこの患者さん、悪性黒色腫（メラノーマ）が肺転移を起こしており、その喀痰がメラニンによって黒くなっていたのではないかと思われます（**図2**）。

　こうしたまれなケースに出合うことはそうそうありませんが、黄色、赤色（血痰）、オレンジ色あたりはしばしば目にします。教科書的な喀痰の色を**表1**にまとめてみたので参照してください。

　まず、正常の喀痰が白いというのはわかりますね。良性疾患でも白くな

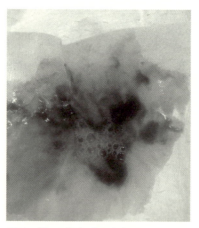

図2　黒い喀痰（フルカラーじゃないのでちょっとわかりにくいですが……）

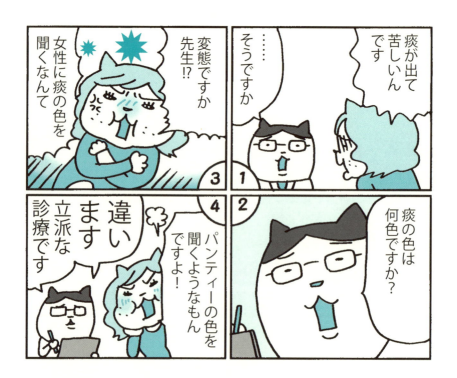

表1　喀痰の色と想定する疾患

性状・色	想定する疾患
白色	正常、COPD、気管支喘息、非感染性
血痰	肺結核、気管支拡張症、非結核性抗酸菌症、びまん性汎細気管支炎、肺胞出血、喫煙、肺がん
黄色膿性	呼吸器感染症全般、気管支拡張症
鉄さび様	肺炎球菌性肺炎
オレンジ色	レジオネラ肺炎、クレブシエラ肺炎
泡沫状ピンク	肺水腫、軽度の気道〜肺胞出血
黒色	悪性黒色腫の転移、肺真菌症（特に *Aspergillus niger*）
水様	ブロンコレア（浸潤性粘液腺癌、肺胞蛋白症など）
膿性＋悪臭	肺化膿症、誤嚥性肺炎、嫌気性菌感染症

りますが、粘度が高くなることもあり、「キレが悪い」ときにはCOPDのような炎症を主体とした閉塞性肺疾患を考慮する必要があります。血痰は喀血に近い場合は鮮やかな赤色になりますが、時間が経過した血痰では凝固してドス黒く変色することが多いです。血痰を呈する疾患は、多くが気管支拡張症を有する中高年の女性です。ピンク色の泡沫状の喀痰と区別が難しく、喀血かと思ったらうっ血性心不全だったという経験もあります。さて、最も頻度が多いと思われる黄色膿性の喀痰。これは気道感染時にみられるものです。レジオネラ肺炎やクレブシエラ肺炎のときにはオレンジ色に変色するという報告もありますが、私はオレンジ色の喀痰は肺結核の患者さんで1人みたことがあるだけです（リファンピシンの着色ではなく、重症結核の初診時にオレンジ色の喀痰を訴えていました）。

　ただし、これらの知見は感度・特異度が高いものではなく、あくまで参考程度であることに留意すべきです[1,2]。

ブロンコレア　〜気道から湧き出る水〜

　ところでブロンコレア（bronchorrhea）という言葉を覚えていただきたいと思います。セントレア空港じゃありません、ブロンコレアです。これは

日本語で「気管支漏」と名付けられていますが、下痢を英語にしたダイアリア（diarrhea）と同じ意味の言葉が含まれています。「rrhea」とは「漏れ出る」という意味です。何が漏れるかといいますと、気管支から気道分泌物がとめどなく溢れてくること、その状態をブロンコレアと呼びます。過去に、「咳をすると水がわき出る」と訴えてきたブロンコレアの患者さんがいました。その患者さんは肺がんでした。

　ブロンコレアを見た場合、粘液産生性の肺がんを一番に考えますが、肺胞蛋白症のようなまれな病気が隠れていることもあります。ダイアリアと語源が一緒なら、ブロンコリアと発音するべきでしょうが、なぜかブロンコレアと呼ぶのが一般的のようです。

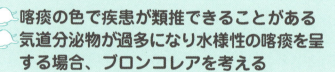

- 喀痰の色で疾患が類推できることがある
- 気道分泌物が過多になり水様性の喀痰を呈する場合、ブロンコレアを考える

文献

1) Daniels, JM. et al. Sputum colour reported by patients is not a reliable marker of the presence of bacteria in acute exacerbations of chronic obstructive pulmonary disease. Clin Microbiol Infect. 16（6）, 2010, 583-8.
2) Miravitlles, M. et al. Sputum colour and bacteria in chronic bronchitis exacerbations: a pooled analysis. Eur Respir J. 39（6）, 2012, 1354-60.

3. 実は奥が深いあくび

身体からの危険信号！

あくびの意義

　漢字テストでよく登場する「欠伸」。「あくび」と読みますね。「呿呻」「呿」とも書きます。私は医学部に入るまで「欠神」だと思っていて、いつの間にか「失神」とごっちゃになってしまったことがあります。

　いくら医療従事者でも、あくびの病態生理って意外に勉強したことがない人が多いですよね。呼吸器内科医を長くやっていますが、私もほとんど勉強したことがありません。あくび中枢は視床下部にあるといわれています。自発呼吸をしているラットの視床下部室傍核(しつぼうかく)にグルタミン酸などを微量注入したときに、あくび反応を誘発することができるそうで、室傍核こそがあくびの中枢なんですって[1,2]。

あくびの役割は「覚醒」と「警鐘」

　週刊日本医事新報から鈴木先生らの興味深い意見を引用します[3]。

　「あくびは不随意的に生じることが多いが、故意に起こす場合もある。将棋の升田名人は大事な一手を打つ前にあくびをすることで有名であった。高浜虚子も一句を詠む前にあくびをしたと言われている。ヒトに限らず、猛獣は獲物に飛びかかる前にあくびをする。このように、ヒトはあくびが脳を覚醒化することを経験的に知っているようである」

ふむふむ。つまり、覚醒して何かにとりかかろうというときにあくびで目を覚ますということですね。眠たいときにあくびが出るのは、覚醒しろ覚醒しろと身体がムチ打ってくれているのかもしれません。

その反面、あくびがストレスと大きく関連していることも知られています[4,5]。ヒトも野生本能をどこかに持っています。眠ったら食われるぞ！というサバンナの野生動物よろしく、あくびによって「眠ったらヤバイぞ！」という警告を身体に送っているワケです。生物学的に眠気は危ないのです。現代社会で、寝ているスキに襲われる可能性があるのは、スリが多発する駅の構内とか誰も通らないような路地裏とかでしょうが、そんなコンクリートジャングルでもあくびという警告手段はしっかりと残っているのです。眠気を知らせるというのは生物学的な警鐘と同義、ということです。

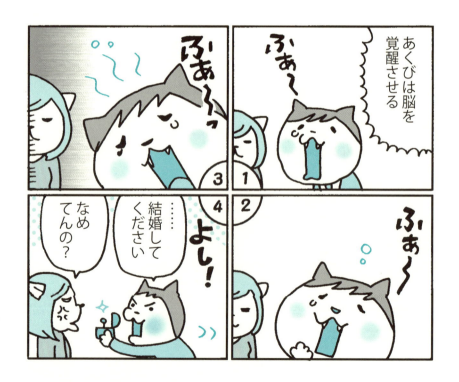

ちなみに私の大学時代の親友は、毎日授業の前に大きなあくびをした後、毎日のように授業中夢の世界で遊んでいたので、とてもじゃないですが彼にとってあくびが危険信号とは思えません（笑）。

薬剤性あくび
　医療従事者の方々は薬剤性肝障害、薬剤性腎障害、薬剤性肺障害、なんて言葉を耳にしたことがあると思いますが、薬剤性あくび、というものもあります。中枢に作用する薬剤、たとえばオピオイド、ベンゾジアゼピン、抗うつ薬などが薬剤性あくびと関連しているとされています[6]。私は個人的に見たことはありませんが、ネタとして知っておいてもよいかもしれませんね。

> **Point**
> あくびは脳からの警鐘かもしれない
> 薬剤によってあくびを呈することがある

文献
1) Sato-Suzuki, I. et al. Stereotyped yawning responses induced by electrical and chemical stimulation of paraventricular nucleus of the rat. J Neurophysiol. 80（5）, 1998, 2765-75.
2) Melis, MR. et al. Yawning: role of hypothalamic paraventricular nitric oxide. Zhongguo Yao Li Xue Bao. 20（9）, 1999, 778-88.
3) 鈴木郁子ら．"あくびの生物学的意義と伝染機序"．週刊日本医事新報．第4724号．2014, 56.
4) Thompson, SB. Yawning, fatigue, and cortisol: expanding the Thompson Cortisol Hypothesis. Med Hypotheses. 83（4）, 2014, 494-6.
5) Kubota, N. et al. Emotional stress evoked by classical fear conditioning induces yawning behavior in rats. Neurosci Lett. 566, 2014, 182-7.
6) Patatanian, E. et al. Drug-induced yawning--a review. Ann Pharmacother. 45（10）, 2011, 1297-301.

4. 長引く咳をみたら何を疑う？

「とりあえず絨毯爆撃治療」はNG？

咳嗽の定義

　長引く咳のことを慢性咳嗽といいます。もう少し詳しく書くと、3週間以内の咳嗽を急性咳嗽、8週間以上の咳嗽を慢性咳嗽と呼びます。3〜8週間の咳嗽のことはじゃあ何て呼ぶの？とよく聞かれますが、亜急性咳嗽ではなく遷延性咳嗽と呼ぶのが一般的です。ふーん、あっそう。

慢性咳嗽の原因（表2）

　私がまだ若いころ、指導医の中に消化器内科専門だけど咳嗽診療に長けた医師がいました。もう時効だと思うので書きますが、GERDマン（ガードマン）と呼ばれるくらい、GERD（Gastroesophageal Reflux Disease：胃食道逆流症）と咳嗽の関連について詳しく調べておられました。

　当時は慢性咳嗽の原因といえば、GERDが流行りというくらいトピックでした。ただ、実臨床では消化器疾患による慢性咳嗽などなかなかお目にかかれず（私が見逃しているだけかもしれませんが）、ありふれた喘息や感染後咳嗽の方が多いことに気付きました。

　喘息やCOPDは比較的診断はカンタンなのです。喫煙歴があると両者の鑑別に困ることはありますが、少なくとも呼吸機能検査で1秒量がガクンと減っているので「まあ、どっちかだろうな」という診断はたやすい。

　問題なのは原因がはっきりしない慢性咳嗽です。これについては、咳嗽

表2　慢性咳嗽の鑑別疾患とその特徴

慢性咳嗽	特　徴	治　療
気管支喘息	夜間・明け方やストレスで咳が出やすい 症状の季節性・変動性がある 寒暖差、運動、会話などで咳が悪化する	吸入ステロイド薬、吸入β_2刺激薬
咳喘息		吸入短時間作用性β_2刺激薬、吸入ステロイド薬
アトピー咳嗽	アトピー素因がある のどがイガイガする 血液検査で好酸球・IgEが高い 喀痰中の好酸球が増える	抗ヒスタミン薬、吸入ステロイド薬
副鼻腔気管支症候群	膿性痰がある 慢性副鼻腔炎の既往・症状がある	マクロライド長期療法
胃食道逆流症（GERD）	胸焼けがある 会話時・食後・起床直後の悪化	プロトンポンプ受容体阻害薬
上気道咳症候群（upper airway cough syndrome：UACS） 後鼻漏	横になると咳が出やすい 鼻汁が多い	鼻汁のコントロール
COPD	重喫煙歴がある	吸入抗コリン薬、吸入β_2刺激薬
百日咳	吸気がしにくい咳嗽（私たちが予想するよりも咳嗽は激しい）	マクロライド系抗菌薬
somatic cough syndrome（以前の心因性咳嗽）	就寝時にはまったく咳嗽が出ない	心理療法 抗不安薬を用いることも

　息、アトピー咳嗽、副鼻腔気管支症候群の3つを覚えておきましょう。GERDも重要なのですが、個人的にはそこまで頻度は多くないと思っています。「心の問題ですね」と安易に心因性と決めつけないことも大事。海外では、心因性という言葉を使わずソマティックという言葉を使う流れになってきていますので、日本でもそのうち名前が変わるかもしれません[1]。でも、ソマティックですね、なんて言われてもわからない……。

　咳喘息は、咳が主体の喘息の前段階のようなもの。アトピー咳嗽は気道がイガイガ・ヒリヒリするものです。アトピー素因があると、専門医でも咳喘息なのかアトピー咳嗽なのかよくわからないことがあります。

慢性咳嗽の治療

喘息と咳喘息の境界線は、びっくりするくらいあやふやなので、専門医でも簡単に診断できません（**4章-1参照**）。世の中にはあやふやな境界線なんてありふれています。恋愛とあこがれの境界線、ぽっちゃりと肥満の境界線、ロースとカルビの境界線、名医と迷医の……おっとっと。

慢性咳嗽と言いつつも、実際に長引く咳で受診する患者さんの多くが2週間程度の咳嗽を訴えています。私の勤務する病院は紹介されてくる患者さんが多いので慢性咳嗽をたくさん診ますが、実際の臨床では8週間以上続く患者さんはそこまで多くない。

私は、初療で目にする咳嗽の多くが感染後咳嗽ではないかと思っています。喀痰が多くなければ、鎮咳薬（コデインリン酸、デキストロメトルファ

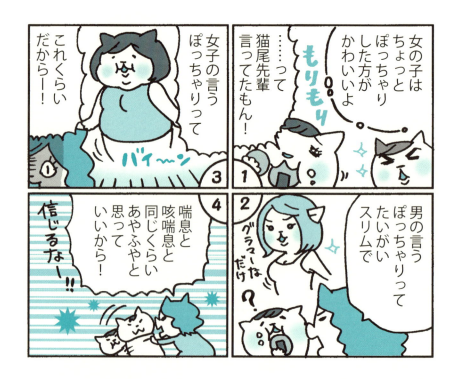

ン［メジコン®］など）を処方することもあります。

　ただ、上述のようにアトピー素因があって、季節の変わり目や引っ越しを契機に咳嗽が出る患者さんは、咳喘息なのかアトピー咳嗽なのかはっきりしないことがあります。花粉症による鼻汁によって咳嗽が出ていたり、そこに上乗せで咳喘息が合併していたりするので、ややこしいケースも多々。喀痰を染色して好酸球が多いかどうか判断するのも手なんですが、病院で喀痰の好酸球検査なんてやっていないところも多い。ましてや咳喘息もアトピー咳嗽もほとんど喀痰が出ないので、好酸球が増えてました！ということでアトピー咳嗽と診断できた例はあまり多くありません。

　咳喘息なのかアトピー咳嗽かよくわからない場合に、吸入ステロイド薬、吸入短時間作用性β_2刺激薬、抗ヒスタミン薬を渡すこともあります（咳喘息とアトピー咳嗽を両方治療する）。特に吸入ステロイド薬は、咳喘息とアトピー咳嗽の両方に有効です。なんだよ、あんた絨毯爆撃してるんじゃないかと言われると返す言葉はないのですが……。どうにか早目に咳嗽を治してあげたい場合には、両方の治療を行うこともあるのです[※]。ただし、咳喘息は長めに吸入ステロイド薬を投与しなければなりません。

　治療を導入する前に呼吸機能検査・気道可逆性試験・呼気一酸化窒素濃度（FeNO）・一般的なアレルゲン検査を行っておきます。喘息寄りの病態なのか、アレルギー寄りの病態なのかを把握しておくためです。

※ガイドラインでは、咳喘息・アトピー咳嗽を両方治療する手法を認めている[2]。

> **Point**
> - 原因のはっきりしない慢性咳嗽では、咳喘息、アトピー咳嗽、副鼻腔気管支症候群などを考えるが、前者2つは鑑別が難しい
> - 診断が難しい慢性咳嗽の場合、吸入ステロイド薬、吸入短時間作用性β_2刺激薬、抗ヒスタミン薬、鎮咳薬を併用する選択肢もある

文献

1) Vertigan, AE. et al. Somatic Cough Syndrome (Previously Referred to as Psychogenic Cough) and Tic Cough (Previously Referred to as Habit Cough) in Adults and Children:CHEST Guideline and Expert Panel Report. Chest. 148 (1), 2015, 24-31. doi:10.1378/chest.15-0423.
2) 日本呼吸器学会 咳嗽に関するガイドライン第2版作成委員会. 咳嗽に関するガイドライン第2版. 2012, 104p.

5. 知っておきたい人名のついた呼吸

チェーン・ストークス、ビオー、クスマウル

覚えておきたい3つの呼吸

　呼吸の質の異常といえば、チェーン・ストークス呼吸が有名ですね。2章-1にも書いたように、がんの終末期にも出現することがあり、私も何度か目撃したことがあります。脳転移のある患者さんではよく出現するようです。

　人名のついた呼吸として、覚えておきたいのはチェーン・ストークス呼吸、ビオー呼吸、クスマウル呼吸です。全部覚えなくてもよいですが、「あ！聞いたことある！」程度に頭の片隅に入れておきましょう。

それぞれの呼吸の歴史

　それぞれの呼吸について模式図に示します（**図3**）。

　チェーン・ストークス呼吸は呼吸器病棟では脳転移のある患者さんに観察されることがあり、寝たきりの高齢者（特に脳に萎縮がある人）でも時に出現します。呼吸器病棟に限らずいえば、心不全や脳梗塞・脳出血などの患者さんにも観察されます。大きく吸って呼吸をしていたと思えば次第に浅い呼吸になり、再びまた大きな呼吸をする……。これがチェーン・ストークス呼吸です。ジョン・チェーン（John Cheyne）医師が発見し、心不全のときに出現することをウイリアム・ストークス（William Stokes）医師が報告したため、2人の名をとっています（**図4**）[1,2]。最初に報告されたの

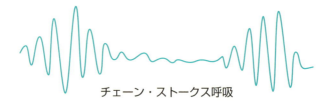
チェーン・ストークス呼吸

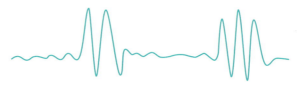
ビオー呼吸

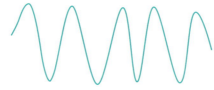
クスマウル呼吸

図3　人名のついた呼吸の異常

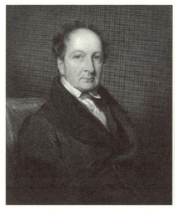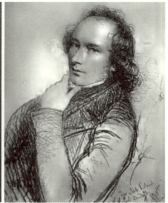

（Wikipediaより）

図4　ジョン・チェーン（1777-1836年、図左）とウイリアム・ストークス（1804-78年、図右）

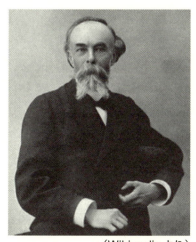
（Wikipediaより）
図5　カミーユ・ビオー
（1850-1918年）

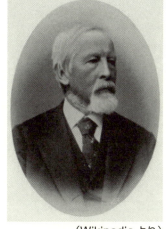
（Wikipediaより）
図6　アドルフ・クスマウル
（1822-1902年）

は今から200年近く前！ ひょえー！ ストークス医師は、アダムス・ストークス発作（不整脈による意識障害）でもその名を残しています。

　ビオー呼吸は髄膜炎のときに観察されることがある呼吸で、医師のカミーユ・ビオー（Camille Biot、図5）が140年前に報告しました[3]。不規則な呼吸で、間欠的に大きな呼吸が入ります。個人的には、結核性髄膜炎の患者さんで、もしかしてビオー呼吸かな？ と思われる人を1人診たことがありますが、チェーン・ストークス呼吸との鑑別が難しい。ビオー呼吸は通常一過性とされており、またチェーン・ストークス呼吸と違って、だんだん緩やかに……そしてだんだん強く……といった感じではありません。いきなり出現していきなり消える呼吸です。私の指導医はこんな名言を残しました。「ビオビオッ！ といきなり呼吸が出るのがビオー呼吸」。ビオー呼吸はチェーン・ストークス呼吸の延長線上にある呼吸と考える研究者もいます。

　クスマウル呼吸は国家試験にも出題されるくらい有名な呼吸なので知っている人も多いでしょう。医師のアドルフ・クスマウル（Adolph Kussmaul、図6）がこれも140年ほど前に糖尿病の患者さんで最初に報告しました[4]。

大きく深い代償性の呼吸で、私もアシドーシスがひどい患者さんで診たことがあります。糖尿病性ケトアシドーシスでみられることがあるというのはどの教科書にも書いてあります。ただ、このクスマウル呼吸は正常の反応が誇張されただけなので、中枢性病変などで呼吸がおかしくなっているチェーン・ストークス呼吸やビオー呼吸とは性質を異にするものです。

　文章と図だけじゃわからないという人は、YouTubeなどの動画でイメージをつかんでおくのもよいでしょう。ややこしいURLを書いても意味はないかもしれませんが、検索すればすぐに出てくると思います。

- チェーン・ストークス呼吸　https://www.youtube.com/watch?v=VkuxP7iChYY&spfreload=10
- ビオー呼吸　https://www.youtube.com/watch?v=REeIL9a0_PM&spfreload=10
- クスマウル呼吸　https://www.youtube.com/watch?v=TG0vpKae3Js&spfreload=10

最も遭遇するのはどの呼吸？

　紹介した異常呼吸の中で最も頻度が高いのは、チェーン・ストークス呼吸だと思います。しかし、人名のついた呼吸ばかりを覚えても臨床にはさほど役に立ちません（じゃあなぜ書いたとツッコまれそうですが）。

　日常臨床で頻繁に遭遇する呼吸異常は、努力性呼吸（過換気症候群）、喘鳴（気管支喘息、COPD急性増悪）なので、一目見て「なんかおかしいぞ！」と思う直感が大事だなと常々思います。

Point
- チェーン・ストークス呼吸は、中枢性病変のある患者でよくみられる異常呼吸である
- クスマウル呼吸は正常な代償性呼吸が誇張されたものである
- 呼吸の質の異常を診る上で重要なのは、努力性呼吸や喘鳴を見逃さないことである

文献

1) Cheyne, JA. A case of apoplexy in which the fleshy part of the heart was converted to fat. Dublin Hospital Reports. 2, 1818, 216-23.
2) Stokes, W. The Diseases of the Heart and the Aorta. Dublin, Hodges and Smith. 1854, 302-40.
3) Biot, MC. Contribution a l'etude du phenomene respiratoire de Cheyne-Stokes. Lyon Med. 1876. 23517-28, 56167.28, 56167.
4) Kussmaul, A. Zur lehre vom diabetes mellitus. Dtsch Arch Klin Med. 14, 1874, 1-46.

6. あなどれない いびき

夜中にフガッ！

「隣の人のいびきがうるさい」

入院患者さんが全員個室に入れるという夢の病院は日本にはほとんどありません。大部屋で共同生活を送らねばならない患者さんの方が圧倒的多数でしょう。長年ナースをやっている方は、こんなことを言われたことはないでしょうか。

「隣の人のいびきがうるさくて寝られないよ」。

困ったわねえ、でも個室に入ってもらうというワケにはいかないから……。耳の遠いお年寄りが集まった大部屋に移ってもらったり、共感・傾聴したり……と、色々な対策を講じているベテランナースもいるかもしれません。しかし、ちょっと待った！

ただのいびきでしょうか？

私もあまりに疲れて帰ってきたときには、妻に「いびきかいてたわよ」と言われることがあります。誰でもいびきをかくことはあるでしょう。これを読んでいるピチピチの若いナースの方だって、夜中にグーグーと音を立てているかもしれませんよ。

いびきの中には、見逃してはいけない異常ないびきがあります（厳密にはすべてのいびきは異常なのですが）。それはズバリ、<u>睡眠時無呼吸</u>です。え？そんなの知ってる？

睡眠時無呼吸には、中枢性と閉塞性の2種類あります。実臨床で遭遇するのはほぼ後者の閉塞性ですので、ここでは<u>閉塞性睡眠時無呼吸（Obstructive Sleep Apnea；OSA）</u>について書いてみたいと思います。睡眠時無呼吸症候群（Sleep Apnea Syndrome；SAS）、サス、サスと呼ぶことも多いですが、最近はOSAと呼ぶ流れになっています。とはいえ、オサ、オサとは読みません。OSAはご存知の通り、舌根が沈下することで起こる、睡眠時の「フガッ！」という症状が有名です（**図7**）。
　OSAのコワイところは、日中の眠気がひどくなると事故を起こすことです。2003年の山陽新幹線の運転士の居眠りがニュースになったことは記憶に新しい……というほど新しくないですね。スイマセン。このニュースのために、一般の方にも知られるようになったと思います。医療従事者とし

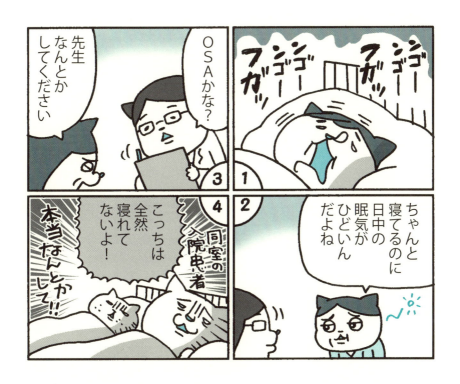

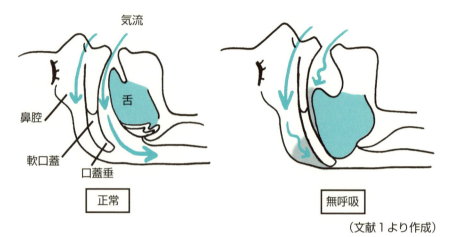

図7　OSAの病態

（文献1より作成）

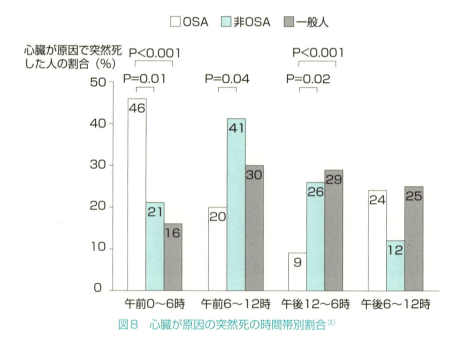

図8　心臓が原因の突然死の時間帯別割合[3]

表3 エプワース眠気尺度（Epworth Sleepiness scale）[4]

		眠くなることはめったにない	ときどき眠くなる	眠くなることが多い	いつも眠くなる
1	座って読書をしている時	0	1	2	3
2	テレビを見ている時	0	1	2	3
3	人が大勢いる場所（会議の席や劇場／映画館など）で、じっと座っている時	0	1	2	3
4	他人が運転する車に、休憩なしで1時間ほど乗っている時	0	1	2	3
5	午後、横になって休憩している時	0	1	2	3
6	座って人と話をしている時	0	1	2	3
7	昼食後、静かに座っている時（飲酒はしていないものとする）	0	1	2	3
8	自分で車を運転中に、交通渋滞などで2～3分停車している時	0	1	2	3

0～5点：日中の眠気少ない
6～10点：日中軽度の眠気あり
11点以上：日中の強い眠気あり
＊眠気があることに慣れてしまってスコアが低く出ることもある。

て知っておきたいのは、OSAが心血管系疾患の死亡リスクを5倍以上上昇させることです[2]。また、夜中に心臓死を起こす危険性も高いとされています（**図8**）[3]。

　OSAは日本人男性で200万人ほど存在し、治療が必要な患者さんの85％が未受診と考えられています。そう、コモンディジーズなのです。ベリーコモンですよ。

　さて、いびきがひどいという患者さん。忙しい勤務の合間を縫ってスコアをつけるのはタイヘンかもしれませんが、**表3**にあるエプワース眠気尺度をつけてみてください。何点でしょうか？ ちなみに皆さんは何点でしたか？ 0点だった方は素晴らしい睡眠生活を送っていることでしょう。私は2点です。午後に横になって休憩したら、誰でも眠たくなりますよ……。このスケールで5～6点以上ある場合はちょっと要注意でしょうか。10～11点あれば赤信号です、今すぐ受診してください。

　同室者から「いびきがうるさい」と言われた患者さんのエプワース眠気

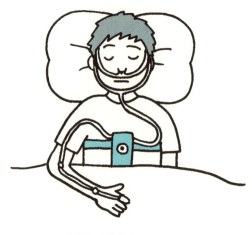

図9　アプノモニター

尺度が10点だったとしましょう。うーむ、OSAが疑わしいのでアプノモニターかポリソムノグラフィをつけてみようか、ということになります。

診断にはポリソムノグラフィが必要だが……

診断にはアプノモニター（**図9**）やポリソムノグラフィ（**図10**）が用いられます。え？　アポロ11号が月に行った？　それはポルノグラフィティです。ポリソムノグラフィ、通称PSGです。

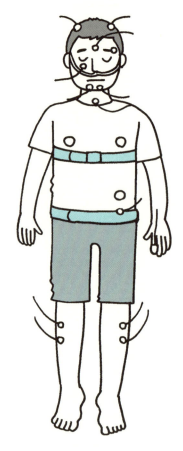

図10　ポリソムノグラフィ（PSG）

アプノモニターはPSGとは異なり、簡易式の診断しかできません。厳密には診断にはPSGが必要なのですが、全例にPSGを行うことは不可能なのでアプノモニターで代用せざるを得ないことがしばしばです（**表4**）[5]。具体的にアプノモニターとPSGはどう違うかというと、PSGは交通事故にでも遭って入院したのかというくらい、大げさな格好をして寝なければなり

表4 OSAの診断基準（The International Classification of Sleep Disorders, 2nd edition: ICSD-2）[5]

診断基準：AとBとDを満たす、もしくはCとDを満たす	
A	少なくとも以下の1項目に該当する
i	覚醒中に不意に眠り込むこと、日中の眠気、熟睡感がない、倦怠感、または不眠の主訴がある
ii	呼吸停止、あえぎ、あるいは窒息感により目覚める
iii	ベッドパートナーによる、患者の大きないびき、呼吸停止、またはその両方の報告
B	ポリソムノグラフィによる所見
i	1時間に5回以上の呼吸イベント（無呼吸、低呼吸、もしくは呼吸努力関連覚醒）
ii	各呼吸イベントのすべて、あるいは一部で呼吸努力が認められる（呼吸努力関連覚醒の場合は、食道内圧の測定が好ましい）
C	ポリソムノグラフィによる所見
i	1時間に15回以上の呼吸イベント（無呼吸、低呼吸、もしくは呼吸努力関連覚醒）
ii	各呼吸イベントのすべて、あるいは一部で呼吸努力が認められる（呼吸努力関連覚醒の場合は、食道内圧の測定が好ましい）
D	他の睡眠障害、身体的あるいは神経学的疾患、薬物の影響、他の物質使用で説明できない

ません。評価項目も全然違います。

アプノモニター

・鼻センサー：鼻からの呼吸で無呼吸、低呼吸の有無を観察

・酸素飽和度：SpO_2が低下しないか観察

ポリソムノグラフィ（PSG）

・脳波、眼球運動、筋電図（あご）：睡眠状態の観察

・口、鼻センサー：無呼吸、低呼吸の観察

・胸、腹センサー：無呼吸、低呼吸の観察

・心電図：不整脈、脈拍の観察

・血圧：血圧の変動を観察

・酸素飽和度：SpO_2が低下しないか観察

・下肢筋電図：睡眠中の下肢の動作の観察

　じゃあPSGでいいじゃん。ところがどっこい。PSGは1泊2日で検査でき

る検査なのですが、1～2万円くらいかかってしまうため、あまり患者さんも首を縦に振ってくれません。そこで登場するのがアプノモニターです。なんと、入院の必要がなく自宅でOSAの判定ができる機械。値段は3,000円ポッキリ！値段の高い安いで検査を決めることはありませんが、患者さんの負担も考えないといけませんね。

AHI

　無事にアプノモニター・PSGが終わった患者さん。「無呼吸低呼吸指数（AHI）10」という結果が返ってきました。AHI？なにそれ。AHIというのは、睡眠1時間あたりの無呼吸と低呼吸の合計数です。要は、1時間あたり「フガッ！」が何回出たか、ということですね（厳密には低呼吸ではフガッではないのですが※）。1時間あたり5フガッは多いですよね。ということでAHI 5以上をOSAと定義します（表4）。重症になってくると、1時間あたり20～30フガッを超えます。30フガッになると、もはやほとんど睡眠がとれていない状態です。治療の絶対適応。一般的にOSAの治療として知られているCPAP療法が保険適応になるのは、AHIが20以上の患者さんだけです。じゃあAHIが5～20のOSAの患者さんはどうするの？それは治療のところで後述します。

　とりあえず、「エプワース眠気尺度もAHIも、おおむね5以上で要注意」と覚えておくとよいと思います。「いびきがゴー（5）ゴー（5）」で覚えましょう。

※低呼吸：低呼吸（Hypopnea）とは、換気の明らかな低下に加え、SpO_2が3～4％以上低下した状態や覚醒を伴う状態を指します。

> **Point**
> - 治療が必要なOSAの患者さんの多くが未受診であり、病棟にも未治療のOSAの患者さんが入院している可能性がある
> - いびきがひどい患者さんにはエプワース眠気尺度を行ってみる
> - 簡易式のアプノモニターや、詳しいPSGの検査によってOSAの診断が可能である

文献

1) Somers, VK. et al. Sleep apnea and cardiovascular disease: an American Heart Association/american College Of Cardiology Foundation Scientific Statement from the American Heart Association Council for High Blood Pressure Research Professional Education Committee, Council on Clinical Cardiology, Stroke Council, and Council On Cardiovascular Nursing. In collaboration with the National Heart, Lung, and Blood Institute National Center on Sleep Disorders Research（National Institutes of Health）. Circulation. 118（10）, 2008, 1080-111.
2) Young, T. et al. Sleep disordered breathing and mortality: eighteen-year follow-up of the Wisconsin sleep cohort. Sleep. 31（8）, 2008, 1071-8.
3) Gami, AS. et al. Day-night pattern of sudden death in obstructive sleep apnea. N Engl J Med. 352（12）, 2005, 1206-14.
4) Johns, MW. A new method for measuring daytime sleepiness: the Epworth sleepiness scale. Sleep. 14（6）, 1991, 540-5.
5) American Academy of Sleep Medicine: International Classification of Sleep Disorders, American Academy of Sleep Medicine, 2nd edition. 2005.

7. いびきを治したい

一に減量、二に減酒

OSAにはCPAP！

　AHI（2章-6参照）が5どころじゃない、20以上だった、という患者さん。これほどの重症例はCPAP（Continuous Positive Airway Pressure）療法（**図11**）が適応になります。病棟で働いている皆さんはご存じの通り、CPAP療法は非侵襲性陽圧換気の一種です。入院してくる患者さんがたまに持ってこられますよね。寝るときにつける、あの機械です。

　CPAP療法の効果はあまり知られていません。一般の方には、「無呼吸が

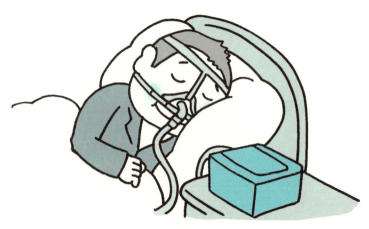

図11　CPAP療法

なくなるんじゃないの？」程度の認識しかありません。CPAP療法を導入するもっとも重要な意義は、死亡率を減少させることにあります[1]。もちろん、QOLや日中の眠気を改善させることも大事なのですが[2]、いびきで死ぬなんてたまったもんじゃありません。そのため、AHIが高い患者さんには「死ぬ可能性を減らすために」導入することを伝えています。CPAP療法は3割負担で毎月5,000円程度のコストがかかります。

CPAP療法が適応にならない人はどうすればいいの？

CPAP療法が適応にならない軽度のOSAの患者さんはどうしたらよいのでしょう。

答えは、減量です。ダイエット。OSAの多くの患者さんが肥満であるた

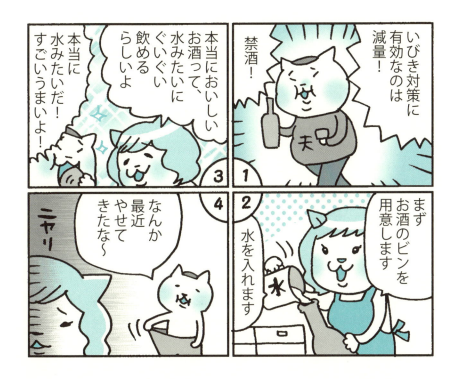

め、減量をすすめるのがてっとり早い方法です。10％の減量でAHIが26％減少したという報告もあります[3]。CPAP療法を導入しようがしまいが、とにかく減量が一番重要なのです。もちろん、痩せた小顎症のOSAの患者さんに減量は必要ありませんが。

　減量に次いで重要な生活習慣の改善は、<u>アルコールを控えること</u>です。いびき＋肥満＋酒好き。この三種の神器がそろうと、ベッドパートナーから100％苦情が来ます。ここに加齢臭が加わると、パートナーがベッドから離れていきます。せめて、肥満と酒好きだけはどうにかしたいところ。アルコールは、筋肉を弛緩させるので気道が閉塞しやすくなります。また、寝つきは良くなるかもしれませんが、浅い睡眠を増やしてしまう作用があります。そのため、OSAの患者さんに寝酒だけはやめてもらうようお願いしています。

　口に装着するマウスピース（口腔内装置）もありますが、軽症のOSAの患者さん（AHIが5〜15）に保険適用されるものの3割負担でも1〜3万円とややお高め。就寝中の違和感はどうしてもぬぐえず、あまり人気はありません。朝起きたらマウスピースが床に転がっていた、なんてことも。

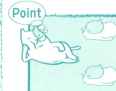

Point
- OSAに対するCPAP療法は死亡率を低下させる
- 生活習慣の是正として、減量や減酒がすすめられる

文献

1) Marin, JM. et al. Long-term cardiovascular outcomes in men with obstructive sleep apnoea-hypopnoea with or without treatment with continuous positive airway pressure: an observational study. Lancet. 365（9464），2005, 1046-53.
2) Giles, TL. et al. Continuous positive airways pressure for obstructive sleep apnoea in adults.

Cochrane Database Syst Rev. 19（3），2006, CD001106.
3）Peppard, PE. et al. Longitudinal study of moderate weight change and sleep-disordered breathing. JAMA. 284（23），2000, 3015-21.

あなたの好きなたばこの味は？

　さて、皆さんの好きなたばこの味は何でしょうか。こう聞かれて即答できた、そこのあなた。禁煙しないとダメですよ！　私は、研修医の頃はたばこに味があるなんて知りませんでした。
　私の下についた研修医が患者さんにたばこを1日どれくらい吸っているか問診したところ、「昔は赤マルばかりだったが最近はピースに変えた」と言われたそうです。研修医のメモにはたばこの銘柄が記載されており、「今からこれを調べます」と意気揚々としていたのを覚えています。たばこの勉強をするとは、なかなか観点がヨロシイ。
　喫煙しない人にとっては何のこっちゃわかりませんが、赤マルは赤いマールボロのことで、金マルと対比的に使われます。ピースは結構タール値が高い銘柄として知られており、印象としてはベテランのスモーカーが持っている感じです。ちょっと甘めといわれています。
　甘さが際立つたばこといえば、セブンスター（ほんのりココア風味）やキャスター（バニラ風味）が有名。女性向けにフルーティなたばこも最近登場していますね。辛いたばことしては、ラム風味のパンチが効いたハイライトやメントールが効いたメビウスオプションなどがあります。
　販売元としては魅力ある製品をどんどん出して企業成長をはかりたいところでしょうが、健康の側面から、どうしても医学とたばこは100％相容れない存在なのです。これを読んでいる人のほとんどは非喫煙者だと信じていますが、たばこには味があることだけでも知っておいて損はないかな、と思います。

8. 息を吸ったら胸が痛い！

何を考える？

息を吸って痛いのは、3つだけ！

「息を吸って〜」と聴診していると、「痛いです」と言われることが年に数回あります。え？ そんなこと言われたことない？ いやいや、呼吸器病棟で働いていたらいずれ言われる日が来ますから。

実は息を吸うと痛い、というのは非常に特異的な症状で、鑑別疾患はかなり絞られます。ズバリ3つしかありません。それは、気胸と胸膜炎と肋骨骨折です。急性心筋梗塞などの致死的な疾患で吸気時痛を起こさないということは言えませんが、呼吸器病棟で遭遇する頻度が高いものに絞るとこの3つになりました。

気胸

ご存じの通り、気胸は肺がしぼむことです。気胸になると、吸った空気が胸腔内に漏れ出て壁側胸膜を圧排しますので、吸気時に胸膜痛が走ることがあります。もちろん、呼吸と関係なく胸が痛くなることもあります。

若いスラっとした男性が「息を吸うと痛いんです……」と言っているときは、ほとんどが気胸と考えてよいでしょう。たまに肺炎・胸膜炎の若者もいますが。いずれにしても胸部レントゲン写真を撮影すれば一発で診断がつきます。

胸膜炎

　胸膜炎というくくりにするとたくさん疾患が入ってしまうのですが、吸気時痛がある際に頻度の多い胸膜炎は、急性に起こった細菌感染症です。肺炎随伴性胸水あるいは膿胸といった疾患です。肺炎を起こすと、肺の中に炎症が起こりますが、それが胸膜に波及すると胸水が貯留することがあります（肺炎随伴性胸水）。ここに炎症が起こると、結構イタイ。ましてや菌が胸水の中で増えてしまって、「膿の海」になることもあります。この膿胸の状態でも吸気時痛が結構強く出ることがあります。
　結核性胸膜炎や癌性胸膜炎といった慢性の胸膜炎でもこの痛みは起こりますが、頻度としては細菌感染症によるものの方が多いです。
　胸水が貯留しているかどうかは、胸部レントゲン写真で診断可能です。

肋骨骨折

　肋骨骨折も息を吸うと痛くなります。外傷歴がなくとも、いつの間にか疲労骨折を起こしているということもありえます。ただ、該当部位を押さえると高確率で「イタイっ！」と患者さんが言いますので、他の疾患との鑑別は容易です。また、気胸や胸膜炎と比較して頻度は少ないです。
　疲労骨折の場合、胸部レントゲン写真ではわからないくらい軽微な骨折

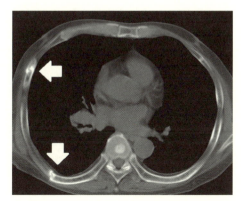

図12　多発肋骨骨折の胸部CT画像

のこともありますので、怪しければ胸部CTを撮影して骨条件で読影します。レントゲンでわかりにくかった骨折線が、胸部CTでははっきりとうつるでしょう。骨転移を来したがんの患者さんが転倒して多発肋骨骨折を起こした写真を提示します（**図12**）。CTだと骨折しているところがわかりやすいですね。

> **Point**　呼吸器病棟で吸気時痛をみたら、気胸、胸膜炎、肋骨骨折を疑う

Column ⑤　耳かきをするとなぜ咳が出るの？

　耳かきをすると咳が出る人がいます。ちなみに私はどれだけ耳かきをしても咳は出ません。個人差も結構あるようです。外耳道には、迷走神経の耳介枝であるアーノルド神経が通っています。この神経が刺激されると、咳反射が起こることがあります。咳ばかりしている患者さんで、呼吸器系には何ら問題がなくて後で外耳道炎だったとわかったケースを一度だけ診たことがあります。
　膝枕で耳かきをしてあげているときに咳が出たら、今度から「あらアーノルド神経が反応してるわね！」と言ってみましょう。

3章 診察・検査編

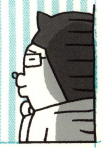

1. 服の上から聴診しちゃダメ？

男性医師の苦労

聴診器の適切な値段は

　いつだったか、医師向けの聴診器にダイヤモンドが埋め込まれた製品が発売されたことがあるんです。別にその商品をけなすつもりはないのですが、「なんでダイヤモンドやねん！」とツッコミを入れたくなったのは私だけではないでしょう。そのせいもあってか、その聴診器の値段は10万円でした。ひえー！ 焼肉に10回くらい行けそうですね！

　他にも、録音機能を兼ね備えた電子聴診器も登場しています。パソコンと接続することで患者さんの呼吸音や心音が再生できるシロモノ。「この音が異常な音なんですよ」と言われながら説明されると、患者さんにとってもわかりやすいですよね。この聴診器の値段はおおよそ5～10万円あたりです。ひえー！ 回転寿司に10回くらい行けそうですね！

　私たち呼吸器内科病棟に勤務する医療従事者にとって、聴診器は欠かせない武器の1つです。上述のように高いものでは、5万円や10万円もします。えっ、私の聴診器は500円？ それって子ども用のオモチャじゃないですよね？ 値段で良し悪しが決まるワケではありませんが、"それなりの"性能を担保するためには少なくとも1～2万円くらいの聴診器を買った方がよいと思います。最低限の性能を担保するなら、7,000～9,000円あたりでしょうか。長い間使うんだから、ええい5万円くらい出したれ！ と最新式の電子聴診器を買った知り合いがいますが、買った3日後に階段から落として

壊れて使い物にならなくなったのを見たことがあります。うーむ、やはりデジタルよりもアナログがよいのでは……。

服の上から聴診してもよい？

呼吸器外来をしていると、うら若き女性がゴホゴホと咳をしてやってくるシーンがあります。そんなとき、呼吸音を聴診させてもらうワケですが、なかなかブラジャーまでとって聴診させてもらえることはありません。そのため、ブラをつけたままの女性を聴診するのはなかなか難しい。私はどちらかというとシャイな医師なので、「ブラをとってください」などとは赤面して言い出せないありさま……。場合によっては、服すらもまくり上げてくれない人もいます。ごわごわのダウンジャケットの上から聴診してく

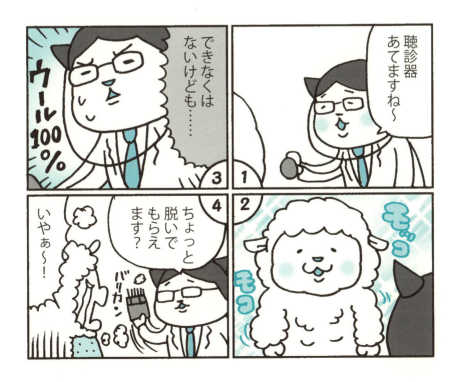

ださいと言わんばかりの人もいますが、さすがにそれは聴診器をあてる意味がありません。

「服の上から絶対に聴診するな」というのは私の恩師の格言ですが、果たしてその言葉は医学的に正しいのでしょうか？ こういうときに、医学論文を調べて根拠を調べることが私の趣味の1つでもあります。子どもが夜泣きした後の眠れない夜に、いつもこういう調べものをしています。

Tシャツ1枚、Tシャツ2枚、厚手シャツ1枚、厚手シャツ2枚を着た状態で、聴診器が呼吸音をどこまで減衰させるか調べた研究があります[1]。普通に考えたら、その順番に聴こえにくくなるはずですよね。しかし、500gくらいの力でチェストピースを押しつけて聴診すれば、どのシャツ群も同じくらい聴診が可能であるという結果でした。ただし、30gみたいな弱い力でチェストピースを押しつけて聴診すると呼吸音が聴こえにくいことがわかりました。つまり、服をペロンとめくってくれない患者さんでも、500gくらいの圧をかければそれなりに聴診できる……のかもしれません。

500gってどのくらいの力よ？ と思ったので、家にある調理用はかりを使って試してみました。すると、聴診器をいつも通りあててみると210gでした。ううむ、結構強めに押し付けないとダメのようです。どのくらいの圧かを説明するのは難しいのですが、500mL入りのペットボトルを下から聴診器で支えてみるとだいたい500gくらいなので、一度試してみてはいかがでしょうか。あ、聴診器が壊れても責任は持てませんよ！

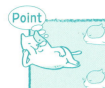

> **Point**
> - 聴診器の性能を担保するのであれば、1万円くらいの出費は覚悟せよ！
> - 強く押しあてれば服の上から聴診できないこともないが、できれば服を脱いでもらおう

文献
1) Kraman, SS. Transmission of lung sounds through light clothing. Respiration. 75 (1), 2008, 85-8.

2. 肋骨は6本じゃない！

呼吸器病棟でもあまり知られていない真実

肋骨は6本？

「いちにぃサンマの尻尾ゴリラの息子（肋骨）菜っ葉葉っぱ腐った豆腐」なんて数え歌があります。私の幼少時代は「ゴリラの肋骨」だったのですが、最近の近所に住んでいる小学生は「ゴリラの息子」と呼んでいました。何の話かといいますと、私が子どもの頃は6の数字のところで肋骨という言葉が出てくるので、肋骨が6本だと勘違いしている子どもが多かったんです。その名残のせいか、肋骨が6本だと思っている人は意外と多い。

「肋骨は何本ありますか？」というシンプルな質問を医療従事者にアンケートしてみたところ、なんと2〜3割くらいが間違えていました。呼吸器ケアにたずさわることのない診療科の医療従事者では実に半数近くが間違えました。質問した人の中には自信満々に「6本！」と答えた人もいました。

さて答えはどうかといいますと、人間の肋骨は全部で24本、両側に12本ずつあります（図1）[1]。男女とも同じ、24本です。6の倍数というところがまた悩ましいですね。6本ではヒトの大きな胸郭を支えきれません。肋骨は外部からの衝撃を緩和するための役割もありますが、複雑な動きをすることで呼吸筋群とともに呼吸運動を補助する役割もあります（胸式呼吸）。

肋骨は折れやすい

外部からの衝撃を緩和する割には、肋骨は骨折しやすい骨としても知られています。運動選手の疲労骨折の代表格です。ゴルフやボートといった腕を使うスポーツでよくみられます。中には、咳やくしゃみだけでも肋骨骨折を来す患者さんもいます[2]。とある大学の卒業パーティーのゲームで使用したハバネロジュースを飲んで激しくムセ込み、肋骨骨折を来した患者さんを過去に診察したことがあります。激しい咳嗽後に胸痛を

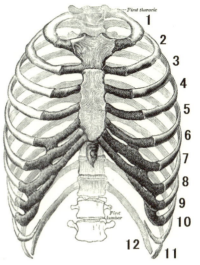

図1　肋骨は左右12本ずつ、計24本[1]

訴える患者さんがいたら、気胸だけでなく肋骨骨折も鑑別に入れる必要があります。胸部レントゲン写真だけでは骨折の診断が難しいので、積極的に疑う場合は胸部CTを撮影しています。

リブ、バラ、カルビ

余談ですが、牛肉ではリブやバラが肋骨に近い肉になります。リブはリブロースの略で、牛の背中の肩に近い部分の霜降り状の肉で、バラ（カルビ）は肋骨を包む部分の肉で、肉と脂質が交互に層になっているところを指します。つまり、肋骨の周りの肉はおいしいということです。あ〜……焼肉が食べたくなってきた……。

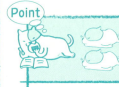

Point
- 肋骨は左右12本ずつ、合計24本ある
- 肋骨は疲労骨折しやすい

文献
1) Gray, Henry. Anatomy of the Human Body. 1918.
2) De Maeseneer M, et al. Rib fractures induced by coughing: an unusual cause of acute chest pain. Am J Emerg Med. 18（2）, 2000, 194-7.

Column ⑥

肺という漢字は8画です！

　私の勤務している病院は紙カルテなので、私は毎日大量の漢字を書いています。もしかしてこの本が読まれている頃には電子カルテになっているかも……（ほのかな期待）。文字を書きすぎて、だんだん字がヘタになってきました。達筆と呼ばれる領域になると、もはや何を書いているのかわからないなんてことも……？　いや、私はそこまでヘタじゃないですよ。

　呼吸器内科でよく使う「肺」という字の由来を調べてみました。「肺」という漢字のヘンは「にくづき（月）」です。これは誰でもご存じだと思います。切った肉を表すもので、お月様の月とは本来由来が異なります。にくづきの話は私も詳しくありませんので、ここは割愛させてください。本題は「肺」のつくりの方「市」です。調べてみて、驚くべき事実が明らかになりました。これ、実は「市場」の「市」とは違うんです。「肺」という字、実は8画なんです。9画じゃないんです。このつくりの部分、拡大しているのでよ〜く見てください。「市（シ・イチ）」ではなく「巿（フツ）」といい、真ん中の棒は全部つながっているんです。ひょえー、知らなかった！　現在は区別されずに、9画として使われていることが多いようですが、正確には8画らしいです。たとえば木ヘンの「柿（かき）」と「柿（こけら）」についても、同様に前者が9画、後者が8画です。こけらとは、木片の意味です。こけら落としという言葉が現代に残っています。

　この「巿（フツ）」という字は、もともと植物の双葉がぱっと開く様子を表した象形文字で、左右にわかれている双子の臓器である肺に対してあてがわれたという由来があります。確かに、肺は解剖学的には双葉がパカッと開いたように見えますよね。

　肺という漢字は小学校6年で習いますが、画数の問題が出たら結構モメそうですね。正しくは8画ですが、常用漢字としては9画でも正解です。むしろ、8画で書くのは旧字体だとする意見もちらほら。うーん、困った。明日からカルテには「肺」という字を8画で書くぞ！　と思ったのですが、予想以上に書きにくいので、これまで通り9画で書こうと心に決めたのでした。皆さんも一度8画で書いてみては？

3. クラックルの数を高速で数える！

問われるあなたの聴力

クラックルは正常でも聴こえる

　クラックルという言葉をご存じでしょうか。私は聴診用語を教える場合、まずクラックルとウィーズを教えています（前著『ねころんで読める呼吸のすべて』参照）。肺の音を聴いたとき、クラックルはプツプツ・パチパチという音、ウィーズはクー・プーという音が鳴ります。クラックルがよく聴取されるのは、間質性肺炎、特に特発性肺線維症（IPF）の患者さんの背中です。長い間かけて肺がボロボロになっているので、ヒドイ人だと、バリバリバリ！という音が聴こえたりします。

　さて、このクラックル。正常の高齢者でも頻繁に聴取されるのです。なんと、80歳以上の高齢者の場合、70％以上に聴取される[1]！　えっ、じゃあクラックルを聴いても意味ないじゃん！　いえいえ、そのクラックルの数が大事なんです。IPFみたいに肺がボロボロになってしまうと、1呼吸あたりのクラックルの数が極端に多いんです。プツプツという音が1呼吸あたり10とか20とか聴こえます。プツプツプツプツプツプツプツプツプツプツ……。

　実際に数えてもらおう！　ということで、見学に来ていた医学生にIPFの患者さんの背中を聴診させてみたところ、「聴こえます！……でも先生、細かすぎて数えられません！」という意見が返ってきました。うーむ、ごもっとも。このプツプツという音、1秒間に数えきれないくらい聴取され

るので、「1、2、3、4、5、6……！！」と数えられるものではないのです。

クラックルは多ければ異常

というワケで、クラックルに関しては「あ、プツプツという音が多いな〜」という何となく感じた印象でOKです。そういうときは、だいたい肺に異常があるものです。

ちなみに、乾いたクラックル（プツプツ・パチパチ）のことをファインクラックル、湿ったクラックル（ボコボコ）のことをコースクラックルと呼びます。前者はIPFなどの肺に線維化を来す疾患、後者は肺水腫などの肺が水びたしになる疾患で聴取されます。ファインクラックルは基本的に背中の下の方、コースクラックルは前胸部で聴こえることが多いです。

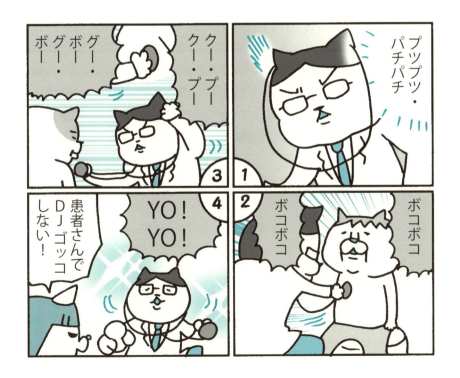

知っておきたい聴診所見を表1にまとめておきます。

表1 代表的な聴診所見と想起すべき疾患

聴診所見	聴診部位	想起すべき疾患
ファインクラックル（乾いたプツプツ・パチパチ）	背底部	進行した間質性肺疾患（特発性肺線維症、慢性過敏性肺炎など）、進行したサルコイドーシス
コースクラックル（湿ったボコボコ）	全肺野（時に前胸部）	肺水腫、うっ血性心不全、細気管支炎（特に喀痰が多いとき）
ウィーズ（クー・プー）	前胸部〜側胸部	喘息、COPD急性増悪
ロンカイ（グー・ボー）	前胸部	気管支炎（特に喀痰が多いとき）

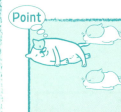

Point
- クラックルは高齢者では正常でも聴取されることがある
- IPFではクラックルの数が多いほど肺の線維化が進行している

文献
1) Kataoka, H. et al. Age-related pulmonary crackles (rales) in asymptomatic cardiovascular patients. Ann Fam Med. 6（3）, 2008, 239-45.

4. 呼吸器科でブラといえば？

ブラ取っちゃいましょう

「ブラ取っちゃいましょう」

　私が呼吸器内科医になる前、呼吸器外科の研修をしていたときのことでした。

> 呼吸器外科医A：「倉原先生、カメラもうちょっと上見せてくれる？ ブラ見えない」
> 私：「こうですか？」
> 呼吸器外科医A：「あ、いい感じ。うーん、このブラ取っちゃいましょうか」
> 呼吸器外科医B：「ブラ取っちゃう前に、もうちょっとカメラで撮影しといて」

　これは胸腔鏡の手術中の会話です。手術が終わった後、ふと「さっきの会話って一般の人が耳にしたらものスゴく卑猥な会話だと勘違いされるかもしれない……」と思ったものです。私たちはいたって真面目なのですが。

「ブラ」と「ブレブ」

　医学用語の「ブラ」について復習しましょう。肺の中にできた空気の袋を肺嚢胞（cyst）といいます。この肺嚢胞には、「ブラ（bullae）」と「ブレブ（bleb）」の2種類あります。

　ブラとはセンチメートル単位の嚢胞のことを指し、薄い壁により肺実質

と分け隔てられています。一般的には喫煙歴のあるCOPDの患者さんの上葉にできることが多く、高齢者の気胸の原因の多くがこのブラの破裂によるものです。ブラは肺胞壁が喫煙などによって破壊されて融合したものです。成書によくたとえが載っていますが、アパートの部屋と部屋の壁がなくなって部屋同士がつながった状態です。どんだけ壁の薄いアパートやねん。

　一方、ブレブとは胸膜の内弾性板と外弾性板の間に生じた含気空間のことで、アパートの外壁を壊して次の部屋を作ったようなものです。勝手にアパートの外壁壊していいんかいな。臓側胸膜は顕微鏡で拡大すると、内弾性板と外弾性板という2種類の膜があるのです。ここの空気が入ったものがブレブ。若年者の自然気胸の原因は厳密にはブレブとされています。

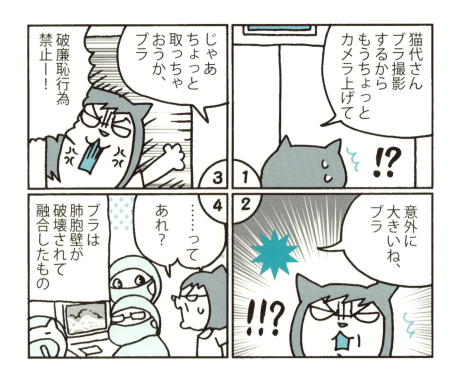

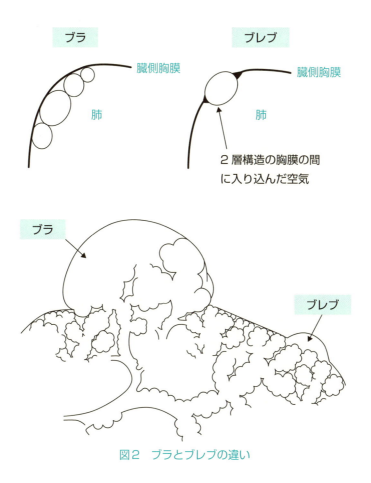

図2　ブラとブレブの違い

　胸膜直下に肺炎か胸膜炎か、何かしらの炎症を起こしたときに弾性線維の断裂とブレブの形成が起こります[1]。そして、成長期に上下に引き伸ばされることでブレブが破裂します。

　違いをイラストにしたもの（**図2上**）と、もう少しリアルに描いたもの（**図2下**）の2種類を提示します。どうでしょう、何となくイメージが湧きましたか？

臨床ではブラとブレブは区別しなくてもよい

　臨床ではブラかブレブかわからないことがほとんどなので、両方合わせて「ブラ」と呼んでいることが多いです。そのため、冒頭の胸腔鏡手術で言及していたブラは、ブラなのかブレブなのか病理検査に提出してみないとわからないこともあるのです（ブレブの方が透けて見えるくらい薄いそうです）。いずれにしても、両方を区別する意味はほとんどなく、どちらも換気の役割を果たしていないただの"風船"に過ぎません。
　胸腔鏡手術の際、気胸のリスクが高い破裂しそうなブラがあると、切除することもあります。

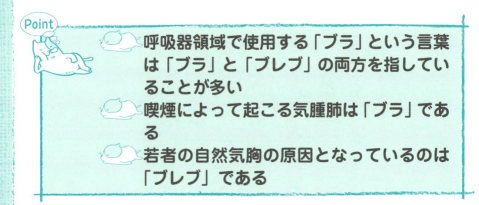

Point
- 呼吸器領域で使用する「ブラ」という言葉は「ブラ」と「ブレブ」の両方を指していることが多い
- 喫煙によって起こる気腫肺は「ブラ」である
- 若者の自然気胸の原因となっているのは「ブレブ」である

文献
1) 河端美則ら．気腫性のう胞の病理．日本胸部臨床．422, 1983, 116-20.

Column ⑦ 寝るときにブラジャーをつけると呼吸器によくない？

　睡眠時にブラジャーをつける女性とつけない女性がいると聞いたことがあります。常時胸郭を押さえるため、呼吸器系にはあまりよくなさそうです。メラトニンが抑制され、睡眠が妨げられる可能性も指摘されています[1]。ただ、ワイヤーの入っていないものやスポーツブラのような軽い素材のものは呼吸器系に影響を与えないとする報告もあります[2]。

　妻にブラジャーと呼吸器系のことを話したら、「寝るとき専用のブラジャーがあるわよ」と一蹴されました。

〈文献〉

1) Lee, YA. et al. The effects of skin pressure by clothing on circadian rhythms of core temperature and salivary melatonin. Chronobiol Int. 17（6）, 2000, 783-93.
2) Bowles, KA. et al. Do current sports brassiere designs impede respiratory function? Med Sci Sports Exerc. 37（9）, 2005, 1633-40.

5. 肺動脈とは結局何なのか？

なぜ動脈に静脈血が流れている？

肺動脈とは

「肺動脈って結局なに？」という質問を受けることがあります。血管というのはわかる。そして、心臓に近いところにある血管だということも習った。しかし、何だろう、雲をつかむような感じがしてスッキリしない。

ここで肺動脈（**図3**）についてオサライしておきましょう。

身体で酸素を供給した後の静脈血、これを回収して心臓に戻ってくるのが上大静脈・下大静脈です。右心室まで届けられた静脈血は、ここから肺動脈に流れていきます。

ハイちょっと待った！ここですよ、ここ。なぜ、肺静脈ではなく肺動脈なのか。実はコレ、説明できる人あまりいないんです。

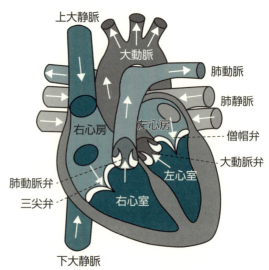

（文献1より作成）

図3　心臓と肺動脈

なぜ肺動脈に静脈血が流れているのか

　まず「静脈血」とは何でしょうか。これは、血液中に含まれる酸素と二酸化炭素のバランスで定められています。「動脈血」には酸素が多く含まれており、「静脈血」には二酸化炭素が多く含まれています。そのため、右心室に入ってきた血液は二酸化炭素を多く含むので、「静脈血」です。そりゃそうだ。

　さて一方、血管の名称にはルールがあります。「動脈」は心臓から血液を運び出す血管に、「静脈」は心臓へ血液を戻す血管に名付けるのです。酸素とか二酸化炭素とかそういうハナシではありません、定義されているのは解剖学的な観点だけです。動脈は英語でarteryといいますが、もともとはギリシャ語の"αρτηρία（空気の管：windpipe）"という意味でした。動脈を切断すると血は勢いよく流れ出し、中に何も入っていない管のような状態になります。そのため、空気が入っている管なのではないかといわれたのが起源ではないかとされているそうです。一方、静脈はveinといいます。これは現在も大静脈の英単語として残されているvena cavaのvenaと同じ語源で、正真正銘「血管」という意味です。切断したときに血液が中に残るからでしょう。以上のことから、切断したときにピュピューッと吹き出る血管を「動脈」と名付けました。これは今でも変わらない用語です。ドクンドクンと脈打つ動的な血管のことを「動脈」と呼ぶのです。

　つまり「動脈」「静脈」の血管の名称の定義と、「動脈血」「静脈血」の血液の性質の定義はまったく由来が別ということになります。そのため、別に「動脈」という血管に「静脈血」が流れていようが構わないのです。切断した血管から静脈血がピューピュー吹き出せば、それは「動脈」に流れている「静脈血」なのですから。

　肺動脈に静脈血が流れているのは、そういう理由があるワケです。少しはスッキリしたでしょうか？

> **Point**
> 肺動脈は心臓から出る動脈（切断すると吹き出る）であるが、中には二酸化炭素の多い静脈血が通っている例外的な血管である血管の定義と血液の質の定義の由来が異なるため、肺動脈だけちぐはぐなことになっている

文献
1） Wikimedia Commons. Diagram of the human heart（cropped）.

6. たばこをやめてくれない患者さん

つまるところ人生観

たばこは呼吸器にとって悪者

　一部の亜急性過敏性肺炎を除いて[1]、たばこはすべての呼吸器疾患にとって悪者です。もちろん、他臓器の多くの疾患に対しても有害です。そのため、私たち呼吸器病棟に勤務する医療従事者は、口を酸っぱくして患者さんにたばこをやめましょうと言うのです。そんな医療従事者の中には、プライベートでたばこを吸っている人もいるので説得力がないことも……。医療従事者の中にはそれなりの頻度で喫煙者がいるのです。2012年の第4回日本医師会員喫煙意識調査実施によれば、医師の喫煙率は男性12.5％・女性2.9％です。2013年の看護職のたばこ実態調査によれば、看護職の喫煙率は7.9％でした。うーむ。

どうしても禁煙してくれない患者さん

　自分のかかっている病気がたばこのせいで起こっているとしても、禁煙してくれない患者さんは数多くいます。「そういうときには禁煙外来へ！」と言うのはカンタンですが、禁煙治療を受けることに文書に同意しないと始められないので、ハナっからやめる気のないヘビースモーカーは医療従事者や家族がどう言っても禁煙しません。
　教科書なんかには、禁煙を根気よくすすめるような上手な言い回しについて書かれています。禁煙を成功させる必殺フレーズ。本当かなと思って

読んでみても、「禁煙するとこんなことができるようになりますよ」や「たばこの本数が減らせたんですね、すごいですね」のように実際の現場ではパンチ力のないフレーズが多い。かといって、「このまま吸い続けてたら寿命が縮まりますよ」などのネガティブな発言はNG。

さあ、お手上げ。そういった場合、われわれ医療従事者としてはどうすればよいでしょう？

答えは1つしかありません。喫煙することがその患者さんの人生にとっての喜びなのならば、もうそれ以上止めません。

喫煙は絶対悪か、禁煙は絶対善か

85歳のおじいさんで、禁煙外来をすすめられたと言われて受診された方

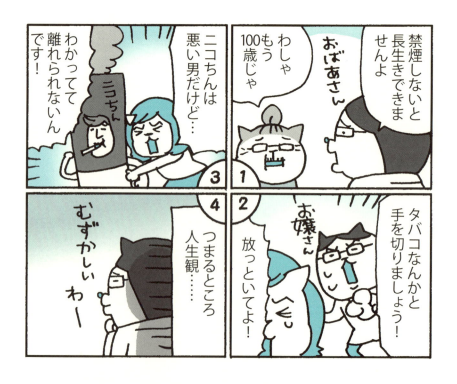

がいました。よくよく話を聞いていると、たばこの害についてはわかっているけど、ハナからやめるつもりなどはないと本人。禁煙してもしなくても、せいぜいあと数年以内に死ぬだろう、と。なぜ死ぬ前の喜びを奪うのだ、と言われて私は返す言葉が思い浮かびませんでした。

　毎食後に必ずたばこを吸っている生活を80年続けている100歳のおばあさんがいました。彼女の主治医は半世紀前から「早死にするからたばこをやめなさい」の一点張りだったそうですが、当院に紹介されたときに患者さんは私にこう言いました。「結局のところね、たばこも塩分もアイスクリームも、人生観なの。あたしたち、わかってて呑んでいるんですから。毎日吸ってるけど、結局100歳になっちゃった」。

　『トム・ソーヤーの冒険』の作者マーク・トウェインは、たばこをやめた場合の寿命の増加分と愉悦の減少分を比較し、たばこをやめる価値はないと結論づけています。そこまで理屈をこねられると、こちらも反論のしようがありません。

　もちろん、こういう人はまれです。「ええねん、吸いたくて吸っとんのや」と言いながらCOPDの吸入治療を求める患者さんだっています。ただ、私たち若い医療従事者は<u>禁煙イコール絶対善</u>と考えがちです。<u>喫煙イコール絶対悪</u>は間違いありませんが、禁煙は患者さんの楽しみを奪ってしまうことを忘れてはいけません。たとえ超高齢者であっても、死前期にゼロゼロとした喘鳴が出にくいというメリットはあると思いますが、果たしてそこまでして医療が患者さんの人生の細かいところにまで介入しなければならないのかどうか、私はまだ答えが出せていません。

　その一方で、終末期のがん患者さんに禁煙外来が有効であった事例も数多くあります。病室で嬉しそうに卒煙の賞状を見せていたがん患者さんもいるという報告も[2]。ケースバイケースというのが実のところなのだろうと思います。

おわりに

在宅酸素療法中の患者さんがどうしても禁煙してくれない場合、病院として酸素処方が継続できないこともあります。そのため、たばこを吸いながら呼吸器疾患の治療を提供するというのは病院としてはなかなか容認できません。

それでもなお、たばこを吸い続けたいと思う患者さんにはこれからも必ず出会うでしょう。

なお、当院では施設内で一切の喫煙を認めておりません。それはどのような人生観を持っていたとしても、規則なので守っていただきます。

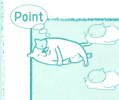

> Point
> - どれだけ禁煙をすすめても、やめられない患者さんがいる
> - 高齢の患者さんの人生観を変えることは難しく、容認して付き合う姿勢も求められる

文献
1) Arima, K. et al. Effect of cigarette smoking on prevalence of summer-type hypersensitivity pneumonitis caused by *Trichosporon cutaneum*. Arch Environ Health. 47 (4), 1992, 274-8.
2) 夏井ルミら．終末期がん患者における禁煙支援を通して．第7回日本禁煙科学会学術総会 優秀演題賞．

禁煙したら体重は何kg増える？

喫煙していると体重が減るということでダイエット代わりにたばこを使っている人もいますが、健康的な食生活と運動をしている方がよほど経済的です。たばこをやめると体重が増えるということが知られていますが、どのくらい増えるでしょうか？

海外の報告では、禁煙して1年くらいで4～5kg増えるようです[1]。ただ、もともとBMIが高い欧米人の患者さんが対象になっているので、変化率としてはそこまで大きなものではないかもしれません。日本の報告を参考にすると、1～3kgくらいの増加と考えてよさそうです[2]。

(文献)
1) Aubin, HJ. et al. Weight gain in smokers after quitting cigarettes: meta-analysis. BMJ. 345, 2012, e4439.
2) Taniguchi, C. et al. Varenicline is more effective in attenuating weight gain than nicotine patch 12 months after the end of smoking cessation therapy: an observational study in Japan. Nicotine Tob Res. 16 (7), 2014, 1026-9.

7. 必見！世界一わかりやすい胸部CTの読影

カゲがあるかないか、それだけ

初学者にはハードルの高い胸部CT

　前著『ねころんで読める呼吸のすべて』で胸部レントゲンの最低限の読影について書きましたが、今回は胸部CTについてです。この書籍は幅広い医療従事者に読んでいただくことを想定して書いていますので、カンタンすぎる部分もあれば難しい部分もあります。しかし、できるだけ初学者にもわかりやすく読んでいただけるよう書いてみました。

　胸部CTの読影は、系統的にやると1人の患者さんの読影で何時間もかかるほど奥が深いです。やれやれ読影が終わったゾ、と窓の外を見て太陽が沈んでいたら仕事になりません。そのため、専門家であればあるほど読影する範囲をググっと絞って読影するスタイルを身に付けています。しかし、胸部の画像の教科書には、CTの原理やスライス厚のハナシがつらつらと書いてあり、勉強しようとする初学者の頭をショートさせてしまうおそれがあります。

　ここでは私の独断と偏見で「最低限ここまでは」という胸部CTの読影手順を書いてみたいと思います*。

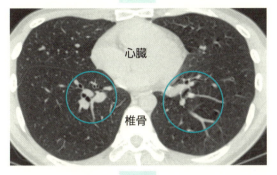

図4　正常の胸部CT写真

"最低限"の手順は、

- 肺の中に陰影を探す
- 陰影を分類する　〜肺炎型（浸潤影/スリガラス影）、肺がん型、その他〜

この2点だけです。「浸潤影？」「スリガラス影？」と思われた方、ご安心を。今から5分後には、浸潤影とスリガラス影の意味を完璧に理解しているはずです。

＊これだけの読影で終わってしまうとミスを起こしてしまう可能性があるのであくまで時間がないとき、ちょっとした時間で広くサーベイランスをしたいときだけ、この方法を用いるようにしてください。

〈肺の中に陰影を探す〉

　読影するCTは、肺が黒くうつっていることを確認してください（肺野条件といいます）。さて、上から下までザーっと見てみましょう。心臓付近の断面像を提示します（**図4**）。左右に黒い肺があり、真ん中に心臓がある。あれ？　図の丸を付けたところにはなんだか結節や細長い陰影がみられる

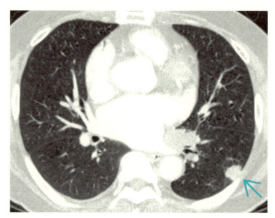

図5　肺がんの胸部CT写真

ぞ。これって異常じゃないの？ 肺のどこを切ったかによりますが、肺の中には気管支や肺動脈などの構造物が無数に存在します。肺の中にアリの巣のように張り巡らされているのです。

　こういった気管支と血管の組み合わせ（気管支血管束）は、上下のスライスに連続性があります。順番にCTを見ていると、中央から左右の肺に血管と気管支が出ていくのがわかるようになります。全体的に肺の中に見える白い点々もすべて血管です。これも上下に連続性があります。そのため、正常写真を見慣れないと細かい病変は血管と区別できないので注意が必要です。ただ、初学者は三日月形の肺の中に、明らかに左右差のある陰影や、「これ絶対異常だろ」という陰影がわかればよいのです。プロしかわからないような細かい陰影を最初から同定できる必要はありません。勉強し始めた当初は、誰にでもわかる陰影を見逃さないことが重要なのです。

　さて、異常な写真を見てみましょう。もっとも異常を見つけやすいのは、肺炎や肺がんです。肺がんは胸部レントゲン写真ではわからないことがありますが、胸部CTではバッチリうつっています（**図5**）。

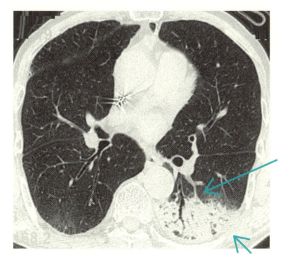

図6　左肺炎の胸部CT写真

〈陰影を分類する〉

　さて、異常がみられた場合、その陰影を分類します。初学者は肺炎型と肺がん型の2種類を覚えておけばよいと思います。肺がん型というのは、**図5**のようにクリっとしたカタそうな陰影のことを指します。大きさによって結節影や腫瘤影と呼びます。

　さて、肺炎型は色々な陰影があります。その中でも「浸潤影（コンソリデーション）」と「スリガラス影※」の2種類を覚えておきましょう。たとえば次の画像（**図6**）。心臓と血管以外の怪しい陰影がわかりますよね。左肺のモヤがかった部分。これが肺炎型のうちの浸潤影（コンソリデーション）です。浸潤影というのは、異常な陰影と血管の区別ができない陰影を指します。つまり、先ほど述べた正常な血管が陰影の中のどこにあるのかワカラナイというのが浸潤影の定義です。真っ白けになっているので、血管が途中から追えなくなっていますよね。

※正しくは「すりガラス影」ですが、個人的には読みやすさを重視して「スリガラス影」と表記することが多いです。

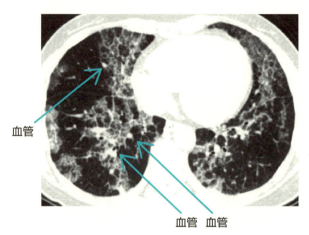
図7　肺胞出血の胸部CT写真

　一方次の画像（**図7**）はどうでしょう。全体的にマスクメロンの皮のような模様が見えます。よくよく見ると、少しだけ白さが際立つ血管影が見えます。こういった血管と異常陰影の区別ができる薄い陰影のことをスリガラス影といいます。

　陰影を見つけたら、それがどういう形をしているのか観察してください。プロが述べる難しい放射線科の用語は、実はその形を専門的に表現しているに過ぎないのです。「マスクメロンの皮っぽいです」でもOKだと私は思います。結果的にはその陰影が何の病気なのかは気管支鏡検査などの確定診断をしなければわかりません。画像からどこまでせまれるか、というのが胸部CT写真の読影の醍醐味なのです。

　もちろん、何じゃこりゃ！という肺がん型とも肺炎型とも分類できない陰影を呈する疾患もありますが、学び始めた段階では、この肺がん型と肺炎型の区別がつけばよいと思います。浸潤影とスリガラス影の違いが言えるならなおヨシ！なお、胸水が溜まっているというのは胸部CTでなくとも胸部レントゲンで診断がつくこともありますので、ここでは割愛します。話はシンプルにいきましょう。

肺がん型と肺炎型の主な鑑別疾患を**表2**に提示します。肺がんと肺結核はどのような陰影でもありえます。私たち呼吸器内科医の間では「胸部画像を見たら肺がんと肺結核を疑え」という格言すらあります。

表2　胸部CT写真における肺がん型と肺炎型の大まかな鑑別疾患

	肺がん型 （結節影・腫瘤影）	肺炎型 （浸潤影［コンソリデーション］）	肺炎型 （スリガラス影）
主な鑑別疾患	肺がん 肺結核	呼吸器感染症全般（肺結核も含む） 特発性器質化肺炎（COP） 慢性好酸球性肺炎（CEP）	特発性間質性肺炎 過敏性肺炎 急性呼吸促迫症候群（ARDS） うっ血性心不全 肺胞出血 肺胞蛋白症 肺結核

Point

心臓と気管支血管束以外に目のつく異常が、胸部CT写真における主たる異常である肺がん型、肺炎型に分類し、肺炎型は浸潤影（コンソリデーション）とスリガラス影の区別を行う

8. 胸部CTには2種類ある！
キーワードはハイレゾ

2種類のCT

「世の中には2種類の人間がいる、〇〇する人間としない人間だ」なんて文章を読んだことがある人はたくさんいるでしょう。胸部CTも然り。胸部CTにはおおまかに2種類あるのです。

ハイレゾという言葉をご存じでしょうか。ハイレグじゃありません、ハイレゾです。高分解能（high resolution）をカタカナ読みしたもので、たとえば、CDよりも細かい音源としてハイレゾ音源なんてのが最近音楽業界で流行りだそうです。一度ハイレゾ音源を聞いたことがありますが、私にはたいして違いがわかりませんでした。私は、違いのわからない男です。

さて、2種類あるという胸部CT。それは通常のCT（コンベンショナルCT）と高分解能CT（HRCT：ハイレゾCT）です。ハイレゾCTとはあまり呼びませんが……。実はこれ、呼吸器内科医にとってはものすごく重要なことなんです。どう違うかといいますと、通常のCTでは「平均をとった画像」を見ているんです。そして、HRCTでは「クリアな画像」を見ているんです。

次のCT写真（図8）を見てみましょう。便宜上拡大したものですが、どちらが鮮明に見えますか？ そう、右側ですよね。左が通常のCT、右がHRCTです。

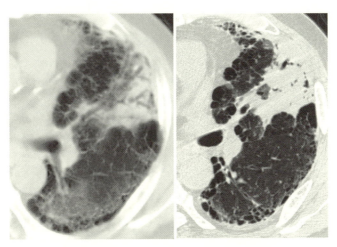

図8　通常のCT（左）とHRCT（右）

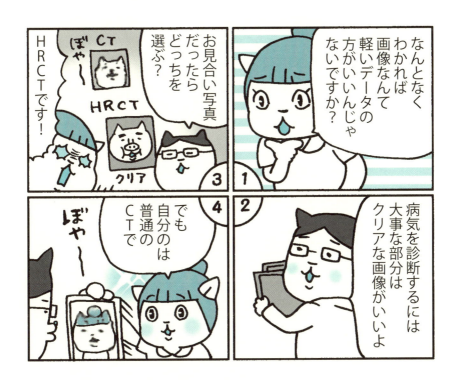

8. 胸部CTには2種類ある！

違いは、どこまで情報量を提供するか

　女性の皆さんは自分の身体測定値を写真とともに公開されるのはイヤでしょう。スリーサイズはおろか、身長、座高、体重、何もかも公開されるなんてたまったもんじゃありません。HRCTは高分解能ですから、スリーサイズはもちろんのこと毛穴まで見えるくらいに「クリアな画像」を公開されることを意味しています。一方、通常のCTにおける「平均をとった画像」というのは、身体測定値を隠した上でぼやけた写真を公開することを意味します。そのため、なんとなく細いか太いか、男性か女性かということは写真を見ている人にはわかるワケです。

　なによ、それならぼやけた画像で十分じゃない。女性目線ではそれでOKなのですが、病気を診断する側としては、クリアな画像の方がよいに決まっています。ただ、高分解能のHRCT画像をたくさん撮ると、枚数もデータも膨大になります。1人あたり800枚くらい！　1枚1枚読んでいたら日が暮れてしまうかもしれません。そのため現実的には、ここを重点的に撮ろう！と場所を決めて高分解能の画像をいくつかピックアップすることが多いのです。言うなれば、バスト、ウエスト、ヒップの3つの数字とその部分を切り抜いた写真だけいただきましょう、ということです（何だかたとえが下劣で申し訳ない）。

2種類のCTの使い分け

　そのため、私たち呼吸器内科医は、ざっくりと全体的に診断をつけたい場合（肺炎、肺がんがあるかないかくらい）は通常のCTを、肺の細かい構造をみたい場合（間質性肺炎の鑑別診断）にはHRCTを撮影するのです。肺炎や肺がんの存在診断には分解能は必要ありません。ぼやけた画像で十分です。しかし、間質性肺炎は細かい構造（細気管支レベル・肺胞レベル）を観察しなければならないので、HRCTにする必要があるのです。

　先ほどの写真をもう一度見返してみましょう。これは左肺を拡大したものですが、ベタっとした肺炎があるのは誰でもわかると思います。このよ

うに存在診断だけであれば通常のCTでも可能なのです。しかし、通常のCTは気腫肺の評価や間質性肺炎の評価のように細かい部分を観察しないとわからないのが難点。小さな嚢胞がいくつもありますが、左のCT写真はいくつ嚢胞があるか数えられないと思います。これは、平均をとった画像をみているためです。一方HRCTの場合、嚢胞の1つ1つまでが観察できるので細かい解剖レベルでの議論が可能になるのです。耳にタコができるくらい書きますが、HRCTを連続で撮影するとものすごい枚数になるため、実臨床では「存在診断」と「解剖学的観察」のどちらを重視するかによって両者を使い分けているのです。

> Point
> - 胸部CTには、通常の胸部CTと胸部HRCTの2種類がある
> - ざっくりとした存在診断のためには通常の胸部CTを用いることが多い
> - 細かい解剖学的な観察のためには胸部HRCTを用いることが多い

9. どういうときに気管支鏡をするのか？

適応は2つ覚えろ！

気管支鏡とは

　呼吸器病棟に勤務する人にとって、気管支鏡は日常茶飯事で行われる検査です。意外にも検査科や内視鏡科などの別部署のナースが担当することもあり、呼吸器病棟のナースにとっては馴染みの薄い検査だったりします。

　気管支鏡は、局所麻酔または静脈麻酔の上、経口または経鼻で気管支までカメラをすすめていく検査です（図9）。静脈麻酔を強くかけない限り、咳嗽と唾液の貯留がなかなかツライ検査です。

　患者さんは声が出せないので、手に握ってもらった音の鳴るグッズで意思疎通をはかります。こちらの質問に対して「はい」なら1回「パフ」、「いいえ」なら2回「パフパフ」、唾液が溜まってくれば3回「パフパフパフ」、などとルールを決める場合もあります。たまに、声門がうまく閉じて声が出せるツワモノもいらっしゃいます。

気管支鏡検査はしんどい？

　私は気管支鏡検査のときには、「このペンくらいの太さのカメラを口（鼻）から挿入して検査します。声門という、

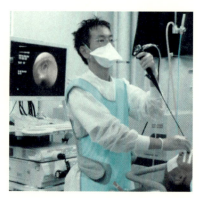

図9　気管支鏡

声を出すところを通過しますので、ご飯粒が気管に入りそうなときのような咳が出ると思います。びっくりされるかもしれませんが、呼吸はしっかりできますので落ち着いてください」といった感じで導入の説明をします。患者さんからは必ず「しんどい検査なんでしょうか？」と質問が来ますが、その時にどう答えるべきか結構悩んでしまいます。

　呼吸器内科医になったばかりの頃は「少ししんどいけど、大丈夫です！」と無責任なことを言っていたように思いますが、最近は「どちらかと言えば、しんどい検査です」と言う方が多くなりました。気管支鏡検査に限ったことではありませんが、「ラクな検査です」と伝えてしまうと、検査後に「聞いていた説明と違う！」と患者さんが落胆・憤慨されることがあります。そりゃラクだと聞いていたのに、咳や息苦しさがひどければ憤慨するのは当然です。そのため、個人的な意見ですが「しんどい検査です」という説明で少し下駄を履かせた方がまだマシではないかと思うのです。もちろん、患者さんを不安にさせるような説明はよくないと思いますので、その塩梅は主治医の裁量が問われるでしょう。

気管支鏡の適応は2つ覚えろ！

　気管支鏡の適応は2つ覚えてください。「肺がん」「よくわからない呼吸器疾患」の2つです。なんだよ「よくわからない」って……と思われるかもしれませんが、大きく分けるとこの2種類しかないのです。

　気管支鏡検査を行う患者さんのおそらく半分くらいが肺がんを疑われた患者さんです。胸部CTで腫瘤影があり、気管支鏡によって生検を行い確定診断をつける。誰もが納得する適応です。

　一方、「よくわからない呼吸器疾患」というのは、他の検査で診断がつかなかった呼吸器疾患のことを指します。たとえば、胸部画像検査で肺野に無数の粒状影を指摘された患者さんがいたとしましょう。亜急性の経過だったので、問診と合わせて過敏性肺炎（**4章-3**）を疑いましたが、推測であーだこーだ言ってても診断はつきません。よくわからないままです。過敏性

肺炎という診断のためには可能であれば気管支鏡による検体が欲しいところです。顕微鏡でしっかり診断をつけたい。しかし、この時点ではあくまで「過敏性肺炎を疑っている」だけであって、フタをあけてみれば違う診断（転移性肺腫瘍、粟粒結核）だったということもありうるのです。

　すべての呼吸器疾患に気管支鏡は必要ありませんが、肺の検体が有用な情報を与えてくれる疾患を疑った場合は例外なく気管支鏡の適応になります。そういった疾患のうち、気管支鏡を実施する頻度が多いものとしては、過敏性肺炎、慢性好酸球性肺炎、特発性器質化肺炎、肺真菌症……といったところでしょうか。逆に、尿中肺炎球菌抗原が陽性の明らかな細菌性肺炎や、喀痰から結核菌が検出されている肺の陰影のように、確定診断がついているケースでは気管支鏡はまったく必要ありません。

> **Point**
> 気管支鏡は、肺がんを疑った場合、通常の検査では診断がつかない呼吸器疾患を疑った場合に適応がある

4章
疾患編

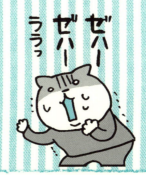

1. 喘息と咳喘息

あやふやな境界線

喘息と咳喘息

　最近、「咳喘息」という診断が増えたなぁと思いませんか？喘息と何が違うのか、患者さんだけでなく医療従事者にもあまり知られていない咳喘息。ここでは喘息と咳喘息の違いについて書いてみたいと思います。

境界線はどこ？

　咳喘息とは気道全体に好酸球性の炎症を起こす病態で、病理学的には喘息とまったく同じです。えっ？それなら喘息でいいじゃん。咳喘息はその名の通り、咳嗽が主体の喘息で、ヒューヒューとウィーズが聴取されることはありません。咳嗽型の喘息ともいわれますが、喘息の前段階ととらえる方がわかりやすいかもしれません。治療によって喘息への移行を食い止めることができるとされており、早期に咳喘息を同定することが重要だという意見もあります。咳喘息の診断基準を見てみましょう（**表1**）[1]。境界線を1つ挙げるとすれば、ウィーズがないことです。

表1　咳喘息の診断基準[1]

以下の1～2のすべてを満たす
1. 喘鳴を伴わない咳嗽が8週間（3週間）以上持続 　　聴診上もwheezeを認めない 2. 気管支拡張薬（β刺激薬またはテオフィリン製剤）が有効
参考所見 　1）末梢血・喀痰好酸球増多、呼気中NO濃度高値を認めることがある（特に後二者は有用） 　2）気道過敏性が亢進している 　3）咳症状にはしばしば季節性や日差があり、夜間～早朝優位のことが多い

慢性咳嗽を呈した患者さんが来院したとき、この咳喘息の診断基準を満たすのはカンタンです。聴診で異常がなくて、気管支拡張薬が効けば、みんな咳喘息になってしまう。実はそういうゴミ箱診断的に使われていることもあるのが現状です。咳喘息の患者さんを何度か診ていると、アレルギー素因があったり季節変動があったり、という喘息らしさが垣間見えます。また、咳喘息の咳嗽は、夜間〜早朝や、風邪をひいたとき、冷気、運動、受動喫煙への曝露で出やすいという特徴があります。そのため、よくわからない慢性咳嗽をすべて咳喘息と診断しちゃう前に、一呼吸置いてみたい。実は感染後咳嗽でした、というケースには結構頻繁に遭遇します。

　喘息と咳喘息の個人的な鑑別法としては、患者さんに「咳が出るか出ないか、ギリギリのラインで咳をするように息を吐いてください」とお願いします。わざと咳を出させるんですが、咳といえないギリギリのラインで息を吐いてもらいます。コレ結構説明が難しいので、外来で何度もトライしてもらうこともあります。喘息の場合ウィーズや喘鳴が聴こえ、咳喘息の場合乾いた咳だけが出ます。アトピー咳嗽でも咳喘息と同じような結果になりますが、咳喘息とアトピー咳嗽の境界線について語り始めると、ねころんで読めなくなってしまうので、この本では咳喘息の存在だけでも知ってもらえたらと思います。

　疾患ごとの咳嗽の特徴は**2章-4**で紹介しましたね。

Point
- 喘息と咳喘息の境界線は、ウィーズが聴取されないことである
- 咳喘息をゴミ箱診断的に使わない

文献
1) 日本呼吸器学会 咳嗽に関するガイドライン第2版作成委員会. 咳嗽に関するガイドライン第2版. 2012, 104p.

2. どうせ過換気でしょ？なんて言わないで

ペーパーバッグ療法は効くのか？

過換気症候群と過呼吸

過換気症候群（hyperventilation syndrome）。私の指導医は"ハイパーベンチ"と呼んでいました。皆さんご存じの通り、パニック障害の病歴がある患者さんでしばしば経験しますよね。驚くほど症状が強い割に、まったく死に直結するものではないというギャップを孕んでいる疾患です。過呼吸（hyperpnea）は、呼吸数が多くなる現象を指しますので、過換気症候群とは議論の土俵が違います。私も子どもと追いかけっこをするだけで、過呼吸になりますから。それはただの運動不足か……。

過換気症候群の治療

過換気症候群の治療は、リラックスするよう共感・傾聴すること、そして呼吸を整えるよう付き添うことです[1]。この効果に国際的なコンセンサスはなく、大規模な臨床試験データも少ないため、本当にこれがベストな方法かどうかは不明です。

そして、過換気症候群の治療として世界一有名なのが「ペーパーバッグ法」です（図1）。「昔はペーパーバッグ（紙袋）を口に当てて過換気症候群を治療していたが、現代ではむしろ禁忌とされている」ということを皆さんは聞いたことがあるでしょうか。実は1980年代にはその危険性はすでに認識されており、PaO_2 を 25mmHg 以上低下させる作用があるとされてい

ます[2]。慢性呼吸器疾患のある患者さんでは非常に危険です。自宅にペーパーバッグなんてそうそう置いてあるわけではなく、多くの場合ビニール袋で代用されているように思います（**図1**）。私はこのビニール袋による過換気症候群の治療が非常に危険だと思っています。顔にひっつくからです。

ただ、ペーパーバッグ法に慣れ親しんでいる患者さんがいるのは事実で、精神的な効果があることもわかります。医療従事者がペーパーバッグ法を行う場合、ハサミで穴を開けておくのが最も安全だろうと思います。ハサミで穴を開けておけば、低酸素血症に陥るリスクを減らせます。

個人的には、呼吸数が測定できるモニタを装着して「この数字はあなたの1分間あたりの呼吸数です。では、この画面を見ながらこの数字が20を下回るようにゆっくり呼吸してみてください」と患者さんに伝えています。

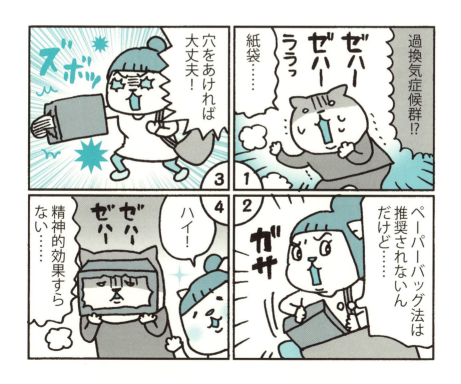

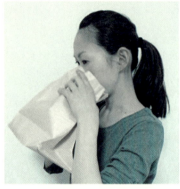 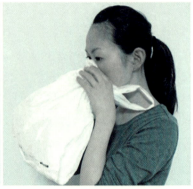

図1　ペーパーバッグ法（左：紙袋、右：ビニール袋）

決めつけはよくない

　過換気症候群だと予想していた患者さんが喘息発作だったという経験が何度かあります。実はもともと喘息の素因がある患者さんだと、過換気症候群を起こしたときに喘息発作を起こすことがあるのです[3]。

　実際の患者さんを目の前にしたとき、重要なのは、「過換気症候群の症状はペーパーバッグや薬剤がなくとも必ず改善する」ということを認識してもらうことです。そして、過換気症候群の常連さんであっても観察を怠らず「どうせ過換気症候群だろう」と決めつけた行動をしないことですね。もちろん、決めつけがダメなのは過換気症候群に限ったハナシではありませんが。

> **Point**
> - 過換気症候群の治療にペーパーバッグ法は推奨されないが、ハサミで穴をあけておくと精神的な効果は維持できるかもしれない
> - 目の前の患者さんが過換気症候群だと決めつけない

文献

1) Jones, M. et al. reathing exercises for dysfunctional breathing/hyperventilation syndrome in adults. Cochrane Database Syst Rev. 5, 2013, CD009041.
2) Callaham M. Hypoxic hazards of traditional paper bag rebreathing in hyperventilating patients. Ann Emerg Med. 18（6）, 1989, 622-8.
3) Demeter, SL. et al. Hyperventilation syndrome and asthma. Am J Med. 81（6）, 1986, 989-94.

3. 探偵は呼吸器病棟にいる

過敏性肺炎の原因をつきとめろ！

過敏性肺炎とは〜カビに過敏〜

　過敏性肺炎とは、その名のとおり肺が過敏に反応して肺炎になることです。要はアレルギー性の肺炎ということです。アレルギー性の肺炎には他にも好酸球性肺炎という疾患もあるのですが、その鑑別の話をするとヤヤコシイので、今回は過敏性肺炎だけ扱います。

　過敏性肺炎には、亜急性と慢性のものがあります。臨床で遭遇するのはほとんどが亜急性過敏性肺炎です。典型的な亜急性過敏性肺炎は、夏型過敏性肺炎です。これはその名の通り夏に起こるもので、原因は湿気ジメジメが大好きな真菌（カビ）のトリコスポロンです。そう、カビに過敏（カビン）になっているのです。夏型過敏性肺炎は海外では少なく、高温多湿の国に多いとされています。梅雨の時期にゴホゴホと咳をして来院した患者さんに図2のような陰影を見つけたら、まず間違いなく過敏性肺炎です（もちろん気管支鏡検査［3章-9参照］をして確定診断をつけますが）。胸部CT写真は少しコントラストをつけていますが、私の胸部CT写真を比較すると、肺野に白いポップコーンのような陰影が無数にあるのが確認できるかと思います。この白い淡い陰影のすべてが過敏性肺炎の像です。

まさかの探偵業

　私が研修医のころ、亜急性過敏性肺炎の患者さんを受け持ったことがあ

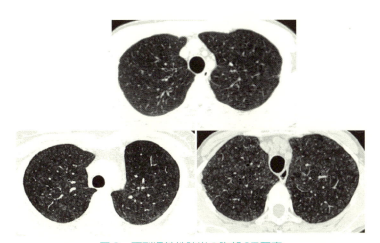

図2　夏型過敏性肺炎の胸部CT写真
（上：正常な胸部CT写真［筆者］、下左・下右：過敏性肺炎の胸部CT写真）

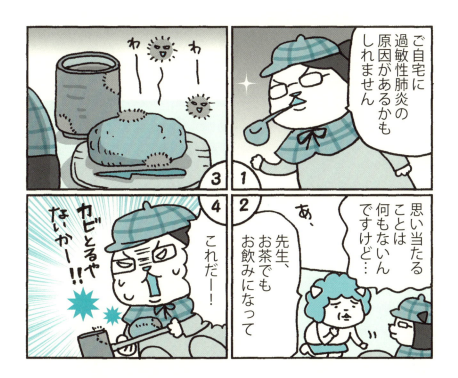

3. 探偵は呼吸器病棟にいる

ります。年がら年中発症するため、トリコスポロンが原因とは考えにくい状況でした。指導医は私に向かって言いました。「自宅を調査してきなさい」。

『ドクターハウス』というアメリカのドラマでは、ハウスが部下に「家を探ってこい」と命じて、空き巣まがいのことをさせるというシーンがたびたびあります。私たちがあんなことやったら、両手に手錠がかかってしまいます。しかし、実は過敏性肺炎の診断のために、患者さんの協力を得て（ここ重要です）、自宅を調査させていただくことがあります。問診よりも自宅に訪問して調査する方がてっとり早いケースがあるのも事実。

その患者さんの自宅は、過敏性肺炎とは無縁そうな、カビもほこりもない綺麗なタワーマンションでした。インコのような小鳥も飼っておらず、布団も非羽毛。どこに過敏性肺炎の原因があるというのでしょう。過敏性肺炎といえば24時間灌流風呂！と教科書には書いてあるのですが、患者さんのお風呂もピカピカでした。しかし、その風呂場には見慣れぬシャンプーが置いていました。明らかに海外の怪しいシャンプーなのです。ボトルには見たことのないヘンな文字が書かれていました。

患者さん：「コレ、これチベットに行ったときに買った秘伝のシャンプー。結構ニオイが強くて、ムセるんですわ」

その言葉ですべてが解決しました。患者さんに秘伝のシャンプーとやらを中止してもらいました。すると、ウソのように咳症状が消えたではありませんか。秘伝のシャンプーを日常的に使っていると、それが病気の原因とはわからないモノ。そのため、やむなく探偵業をすることもあるのです。

ちなみに呼吸器内科医が探偵業をするのは、年に1回あるかないか、といったところ。「そこまでやったことはない」という医師も多いと思います。

> **Point**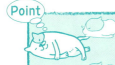
> - 亜急性過敏性肺炎は、日本ではトリコスポロンによる夏型過敏性肺炎が多い
> - 患者さんの承諾を得て、自宅や職場を訪問することで抗原が同定できることもある

4. 冬に呼吸器疾患が多いって本当？

寒さに弱い呼吸器

> 他科ナース：「あー、そろそろ冬だねー。呼吸器内科は忙しくなるんじゃない？」
> 呼吸器ナース：「ほんとだよー。外来も入院も増えるからね」

　とある病院の何気ないナース同士の会話の一コマ。どの病院でも、冬になると「呼吸器内科は忙しくなる」という声をチラホラ耳にするようになります。私は呼吸器内科医になって8年になりますが、確かに冬には呼吸器内科の外来や入院が多い気がします。冬場はごはんを食べるヒマもないくらい忙殺されることもしばしばです。そのため、全国の呼吸器内科医は冬がキライなのです。……たぶん。

　果たしてこれには何か理由があるのでしょうか？　私は、外来と入院は別々の理由があるのではないかと考えています。

外来ではかぜが増える

　軽度の喘息発作やCOPDの悪化で受診する患者さんも多いのですが、かぜ症候群で外来受診する人は圧倒的に冬に多いです。実際に成人の感冒の原因ウイルスであるライノウイルスは冬に悪化しやすいという報告があります[1]。インフルエンザシーズンには、インフルエンザだけでなくその他のウイルス性感冒の患者さんが多く押し寄せるため冬の外来が忙しくなる

のかな、と感じています。

　冬になると呼吸器感染症が増える理由の1つとして、湿度が挙げられます。日本は梅雨から夏場はかなり湿潤な気候なのですが、冬はかなり湿度が低く乾燥します。ウイルス中の水分が蒸発して比重が軽くなり、空気中にウイルスがフヨフヨと浮遊しやすくなります。その結果、ウイルスは湿度の高い口腔や鼻腔の粘膜など、湿度の高いところにここぞとばかりにくっついてきます。体温が下がると抵抗力も落ちますので、相乗的に作用して冬に感冒が増えるのではないかと考えられています。ふむふむ、もっともらしい説明です。

入院では喘息発作とCOPD急性増悪が増える

　入院を要する冬に多い呼吸器疾患といえば、喘息発作とCOPD急性増悪です。気管支喘息は温度が低下する冬に気管支が攣縮しやすいとされており、喘息発作の入院は冬に多いことが知られています[2]。また、COPD急性増悪についてもイギリスの研究で冬に入院が多いことが報告されています[3]。患者さんの絶対数が多い呼吸器疾患の気管支喘息とCOPDの増悪が冬に多いという特徴があるため、「呼吸器内科の入院は冬に多い」という格言があるのかもしれませんね。

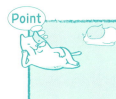

Point
冬になると、外来では感冒が増え、入院では喘息発作とCOPD急性増悪が増えるため、呼吸器内科外来や呼吸器病棟は忙しくなる

文献
1) Lee, WM. et al. Human rhinovirus species and season of infection determine illness severity.

Am J Respir Crit Care Med. 186（9）, 2012, 886-91.
2）　Gonzalez-Barcala, FJ. et al. Trends in adult asthma hospitalization: gender-age effect. Multidiscip Respir Med. 6（2）, 2011, 82-6.
3）　Donaldson, GC. et al. Influence of season on exacerbation characteristics in patients with COPD. Chest. 141（1）, 94-100.

プレコーディアルキャッチシンドローム

　吸気時痛の鑑別疾患として知っておくと「オッ」と思われる疾患をご紹介しましょう。その名もプレコーディアルキャッチシンドローム（Precordial Catch Syndrome）。どこかの証券会社か生命保険会社の名前みたいですね。

　ある日、かろやかに階段を上っていると私は突然の胸痛におそわれました。痩せ型なので、気胸を一番に考えました。息を吸うとかなりの痛みだったので、胸部レントゲン写真をすぐに撮影してもらいました。吸ったときに痛いので、これは気胸だ……！と不安になりながら胸部レントゲン線写真を撮影しました。パシャリ。……するとどうでしょう。何も異常がないではありませんか！健康そのもの。そんな馬鹿な！と思った瞬間、すでに胸の痛みが消えていることに気付きました。あ、あれ？その後、顛末を見ていた同僚から「精神的なものじゃない？」と白い目で見られました。

　この胸痛の正体をプレコーディアルキャッチシンドロームというのです。日本ではこの病気はほとんど知られていませんが、海外では非常に有名。この疾患の特徴は以下の通りです[1]。

- 小児や若年に多い良性の胸痛である
- 左前胸部に多く、限局性の鋭い疼痛
- 呼吸にて増悪する（特に吸気にピキッとした痛み）
- 胸痛は突然発症
- 胸痛は数秒〜数十秒で消失する
- メカニズムは不明だが、筋骨格系由来、肋間神経由来と考えられている
- 他に随伴症状がない
- 他に身体所見で異常がない
- 治療は特に要さず、自然寛解し、予後は良好

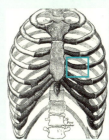

図3　プレコーディアルキャッチシンドロームの疼痛部位（画像は文献2より）

　あっ！これになったことあるかもー！と思った方もいるはず。すぐに消える吸気時痛なので、心配いりません。痛くなるポイントが限られているところがミソでして、図3のように左前胸部に限局した痛みが出現します。左前胸部の疼痛であるため、急性冠症候群も鑑別に挙げないといけません。

（文献）
1) Gumbiner, CH. Precordial catch syndrome. South Med J. 96（1）, 2003, 38-41.
2) Gray, Henry. Anatomy of the Human Body. 1918.

5. 膠原病と呼吸器疾患の関係

無関係に見えてアヤシイ関係

膠原病と呼吸器疾患

　まっことわかりにくいぜよ間質性肺炎。難解な呼吸器疾患として前著でも紹介させていただきました。呼吸器内科のカンファレンスや研究会では、間質性肺炎を見たときには必ず「膠原病は調べたのか」という質問が飛んできます。発表者も膠原病について調べていることが多いですし、質問すら飛んでこないくらい当たり前のツーカーな関係なのです。

　膠原病と呼吸器疾患、一見関係なさそうな二人。実は裏で密接につながっているのです。これはアヤシイ……。大事なことは、二人のうちのどちらかを見かけた場合には、この二人の関係を調べておくことです。探偵は下調べが重要！

見逃したくない間質性肺炎

　特発性間質性肺炎というのは前著でも述べたように、原因がわからない間質性肺炎のことを指します。特発性でないもの、すなわち原因がわかっているものの中に膠原病があります。実は、間質性肺炎を目にしたとき、膠原病については絶対に調べなければなりません。なぜなら、関節リウマチ、多発性筋炎/皮膚筋炎（PM/DM）、シェーグレン症候群などの膠原病は、しばしば間質性肺炎を起こすためです。この中でもPM/DMには注意が必要です。そのまんま「ピーエム・ディーエム」と呼んでいますが、こ

れは筋炎や皮膚症状を起こす膠原病です。特にDMの方は急速に進行する間質性肺炎を起こすことがあり[1]、また悪性腫瘍を合併することもあるので、臨床医としては見逃したくないトコロ。

　膠原病の存在があって間質性肺炎を合併しておれば、おそらくは膠原病による間質性肺炎です。うむ、そりゃそうだ。ただ、中には間質性肺炎だけ発症しており膠原病はまだ発症していないケースもあります。原因のわからない特発性間質性肺炎でしょう、と長年診てきた患者さんが膠原病を発症して「ああこれは間質性肺炎が先行した膠原病なんだ」とわかることもあります。つまり、「膠原病を診たら間質性肺炎を疑え・間質性肺炎を診たら膠原病を疑え」ということです。アヤシイ二人のうちどちらかを見かけたら、先に調べておく。あとで「実はアタシたち……付き合ってたの」と言われても、名探偵であるアナタはすでに知っていることが望ましい。

治療は？

　壊れゆく特発性間質性肺炎に対して抗線維化薬（ピルフェニドン［ピレスパ®］、ニンテダニブ［オフェブ®］）などで治療を行うこともありますが、膠原病による間質性肺炎であれば、膠原病の治療を行うことが優先されるのが一般的です。前著にも書いたのですが、間質性肺炎＝ステロイドという等式はとんと昔の話でございまして、いまは盲目的にステロイドを用いることはありません。膠原病によっても免疫抑制剤を用いた方がコントロールしやすい疾患もあり、なんでもかんでもステロイドという時代は終わりました。ただし、上述のように急速に進行するPM/DM（特にDM）の間質性肺炎に対してはステロイドパルス療法（**5章-2参照**）を行うこともあります。

> **Point**
> - 間質性肺炎を診たら膠原病の存在を疑う
> - 膠原病を診たら間質性肺炎の存在を疑う
> - 皮膚筋炎に合併した間質性肺炎は急速に進行することがある

文献
1) Gerami, P. et al. A systematic review of adult-onset clinically amyopathic dermatomyositis (dermatomyositis siné myositis) : a missing link within the spectrum of the idiopathic inflammatory myopathies. J Am Acad Dermatol. 54 (4), 2006, 597-613.

治療編

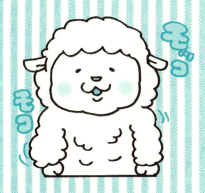

1. 吸入薬が多くて覚えられません

そもそも覚えなくてよいのだ

星の数ほどある？ 吸入薬

ある患者さんからこんな質問を受けました。

> 患者さん：「先生、アドエア®ディスカス®からレルベア®エリプタ®に切り替えたばかりなんですけど、以前使っていたシムビコート®タービュヘイラー®の方が私好きなんですよ」
> 医師：「あ、そうなんですか！」

外来が終わった後、ナースからこんなことを言われました。

> 外来ナース：「なんか呪文みたいなの唱えてましたけど、薬の名前ですよね？」

吸入薬は無数に存在します。イヤ、それは言い過ぎです。しかしたくさんあるのは事実。呼吸器内科に造詣の深い医師か薬剤師でないと、ちょっとこの量は覚えられないと思います（表1〜7）。軽く見積もっても、20種類以上です。EXILEのメンバーより多いですよ。

吸入薬の種類は、覚えなくてよいです。こういった表をコピーするなりして持ち歩くか、必要なところに掲示しておけばよいのです。さすがに毎日見ていたら覚えるかもしれませんが、敬虔な仏教徒が般若心経を暗記するのとはワケが違います。そのつど参考にすればよいのです。

表1 吸入ステロイド薬（ICS）

一般名	商品名　吸入デバイス	用法用量	剤形
シクレソニド	オルベスコ®インヘラー	1回100～400μg 1日1回（1日800μgの場合、400μgを1日2回）	pMDI
ブデソニド	パルミコート®タービュヘイラー®	1回100～400μg 1日2回	DPI
	パルミコート吸入液	0.5mg（1日2回）または1mg（1日1回）	ネブライザー
フルチカゾンプロピオン酸エステル	フルタイド®ディスカス®	1回100μg 1日2回	DPI
	フルタイド®エアゾール		pMDI
ベクロメタゾンプロピオン酸エステル	キュバール™エアゾール	1回100μg 1日2回	pMDI
モメタゾンフランカルボン酸エステル	アズマネックス®ツイストヘラー®	1回100μg 1日2回	DPI

※厳密にはエアゾールは吸入デバイスの名前ではありません

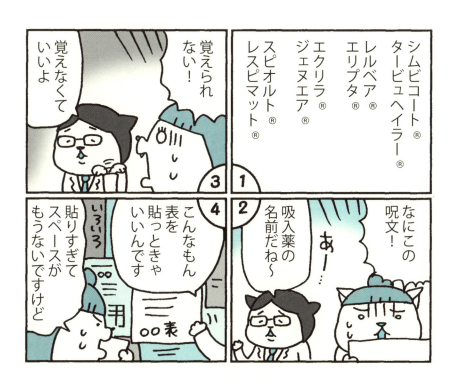

1. 吸入薬が多くて覚えられません

表2　吸入長時間作用性β_2刺激薬（LABA）

一般名	商品名　吸入デバイス	用法用量	剤形
サルメテロールキシナホ酸塩	セレベント®ロタディスク®	1回1吸入（50μg）1日2回	DPI
	セレベント®ディスカス®		DPI
インダカテロールマレイン酸塩	オンブレス®ブリーズヘラー®	1回1カプセル（150μg）1日1回	DPI
ホルモテロールフマル酸塩水和物	オーキシス®タービュヘイラー®	1回1吸入（9μg）1日2回	DPI

表3　ICS/LABA

一般名	商品名　吸入デバイス	用法用量	剤形
フルチカゾンプロピオン酸エステル/サルメテロールキシナホ酸塩	アドエア®ディスカス®	1回1吸入 1日2回	DPI
	アドエア®エアゾール	1回2吸入 1日2回	pMDI
ブデソニド/ホルモテロールフマル酸塩	シムビコート®タービュヘイラー®	1回1吸入 1日2回あるいは発作時（SMART療法）	DPI
フルチカゾンプロピオン酸/ホルモテロールフマル酸塩	フルティフォーム®エアゾール	1回2〜4吸入 1日2回	pMDI
フルチカゾンフランカルボン酸エステル/ビランテロールトリフェニル酢酸塩	レルベア®エリプタ®	1回1吸入 1日1回	DPI

表4　吸入短時間作用性β_2刺激薬（SABA）

一般名	商品名　吸入デバイス	1回量	1日最大量	剤形
サルブタモール硫酸塩	サルタノール®インヘラー	1回2吸入	8吸入	pMDI
	アイロミール™エアゾール	1回2吸入	8吸入	pMDI
	ベネトリン®（吸入液）	1回0.3〜0.5mL（1.5〜2.5mg）	—	ネブライザー
プロカテロール塩酸塩水和物	メプチンエアー®	1回2吸入	8吸入	pMDI
	メプチンキッドエアー®	1回4吸入（成人）	16吸入（成人）	pMDI
	メプチン®（吸入液）	1回0.3〜0.5mL（30〜50μg）	—	ネブライザー
	メプチン®スイングヘラー®	1回2吸入	8吸入	DPI
フェノテロール臭化水素酸塩	ベロテック®エロゾル	1回1〜2吸入	8吸入	pMDI

※厳密にはインヘラー、エアゾール、エロゾル、エアー、キッドエアーは吸入デバイスの名前ではありません。

表5　吸入抗コリン薬（SAMA、LAMA）

一般名	商品名　吸入デバイス	用法用量	剤形
イプラトロピウム臭化物水和物	アトロベント®エロゾル	1回1〜2吸入 1日3〜4回	pMDI
オキシトロピウム臭化物	テルシガン®エロゾル	1回1〜2吸入 1日3回	pMDI
チオトロピウム臭化物水和物	スピリーバ®ハンディヘラー®	1回1カプセル 1日1回	DPI
チオトロピウム臭化物水和物	スピリーバ®レスピマット®	1回2吸入 1日1回	ソフトミスト
グリコピロニウム臭化物	シーブリ®ブリーズヘラー®	1回1カプセル 1日1回	DPI
アクリジニウム臭化物	エクリラ®ジェヌエア®	1回1吸入 1日2回	DPI
ウメクリジニウム臭化物	エンクラッセ®エリプタ®	1回1吸入 1日1回	DPI

※厳密にはエロゾルは吸入デバイスの名前ではありません

表6　LAMA/LABA

一般名	商品名	用法用量	剤形
グリコピロニウム臭化物/インダカテロールマレイン酸塩	ウルティブロ®ブリーズヘラー®	1回1カプセル 1日1回	DPI
ウメクリジニウム臭化物/ビランテロールトリフェニル酢酸塩	アノーロ®エリプタ®	1回1カプセル 1日1回	DPI
チオトロピウム臭化物/オロダテロール	スピオルト®レスピマット®	1回2吸入 1日1回	ソフトミスト

表7　クロモグリク酸ナトリウム

一般名	商品名　吸入デバイス	用法用量	剤形
クロモグリク酸ナトリウム	インタール®エアロゾル	1回2吸入1日4回	pMDI
クロモグリク酸ナトリウム	インタール®イーヘラー®	1回1カプセル1日3〜4回	DPI（イーヘラー）
クロモグリク酸ナトリウム	インタール®（吸入液）	1回1アンプル1日3〜4回	ネブライザー

＊厳密にはエアロゾルは吸入デバイスの名前ではありません

薬剤名と吸入デバイス名の2つがある

　吸入薬について知っていただきたいのは、薬剤名と吸入デバイス名の2つあるということです。たとえば、レルベア®エリプタ®というのは、レル

ベア®という薬剤をエリプタ®という吸入器で吸うということです。同じように、スピリーバ®レスピマット®、エクリラ®ジェヌエア®、などさまざまな組み合わせがあります。ややこしいのは、レルベア®エリプタ®、アノーロ®エリプタ®のように、吸入デバイスは同じなのに中身が違うという製剤が結構多いことです。「組み合わせは無限大、君だけの吸入薬を作れ！」と言わんばかりのバリエーション。

最近はICS/LABAの処方が増えてきていますので、アドエア®、シムビコート®、フルティフォーム®、レルベア®あたりは要チェックです。

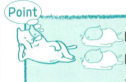

> 吸入薬は20種類以上ある
> 吸入薬は、薬剤名と吸入デバイス名の2つがセットになっていることが多い

Column ⑩ 吸入薬はわが子のおもちゃ

　私は新しい吸入器が登場するたびに、製薬会社さんから練習キットをいただいて吸入方法を勉強しています。先日、ナース向けの気管支喘息のパワーポイントを自宅で作成するために、たくさんの練習用の吸入器を家に持って帰りました。お風呂から上がってみると、わが子がキャッキャと言いながら吸入器で遊んでいるではありませんか。

　「ちがうよ、ここを押すんだよ」とわが子に教えながら吸入器を触っていると、父親である私も楽しくなってきました。（ああ、医学は楽しんで勉強しないと損だな）と感じました。

　新しい吸入器が出たときは、デザイン、機能性、吸入の工夫など今まで重視していなかったいろいろな側面について興味を持って製薬会社さんに聞くことができるようになりました。女性の患者さんには「この吸入器は結構女性に人気があって、ハンドバッグにかさばりませんよ」といったオーダーメイドのアドバイスができるよう日々精進しています。

2. 呼吸器内科でよく耳にする"ステロイドパルス療法"って？

核爆弾投下

たとえがよくないですが

　ただでさえ戦争に関してはナイーヴな現代社会。そんなときに「核爆弾」などという刺激的な言葉を使うのははばかられるのですが、全国の呼吸器内科医に「呼吸器診療において核爆弾みたいな治療って何ですか？」と聞くと、おそらく半数以上のドクターが「ステロイドパルス療法」と答えると思います。今回は、そんなステロイドパルス療法について書いてみたいと思います。

そもそもステロイドパルス療法とは

　感染症領域では、肺炎球菌などのありふれた細菌に対してブロードスペクトラムの抗菌薬を投与することを皮肉って「蚊を殺すのに爆弾はいらない」などと言ったりしますが、このステロイドパルス療法も似たような治療かもしれません。
　ステロイドパルス療法は、その名の通りステロイドを大量に投与することを意味しますが、ステロイドを効果的に作用させるために、本来こんな大量のステロイドは不要です。ただ、最大限ステロイドの効果を出さねばならないとき、このパルスドーズを投与することがあるのです。
　どのくらい大量かといいますと、日本の場合慣例的に、

> メチルプレドニゾロン（ソル・メドロール®）　1,000mg　1日1回点滴　3日間

という投与法のことを表します。1日量を半量の500mgに減じたものを"ミニパルス"や"ハーフパルス"なんて呼んでいる病院もあります。喘息発作のときにはメチルプレドニゾロンは1日あたり80〜125mgくらいしか使わないので、1,000mgというのがいかに多いかおわかりでしょう。

本音は「使いたくない」

結論から申し上げると、ステロイドパルス療法はよほどの場合を除いて使いません。ただ、強大な呼吸器疾患を目の前にして最後の一手として使うことがあります。ステロイドは、身体に炎症を起こすメディエーターなどを抑え込むことで一時的に火事を鎮火させる効果があるとされており、それは肺炎でも然りです。ただ、原因のよくわかっていない肺炎に対して安易にステロイドを用いることは、NGです。尊敬する私の研修医時代の指導医が、「CareNet」（株式会社ケアネット）というオンラインコンテンツでこのような文章を掲載されていたので、紹介しましょう。

「―――肺炎が改善しない理由を整理しないまま、とりあえずステロイドというのは、パルスというより"バルス"（アニメ『天空の城ラピュタ』に出てくる滅びの呪文）といったほうが適切だと筆者は思います」[1]

いつ使うのか？

とはいえ、「不気味に進行する呼吸不全を伴うスリガラス影」、この場合はやむなく使用することがあるのです。スリガラス影については**3章-7**で勉強しましたね。覚えてますか？

感染症であれば、白血球やCRPが上昇していたり、喀痰が膿性で菌が見えたり、それらしい所見があるはずです。しかし、ウイルス性肺炎や真菌による肺炎ではそれらしい所見が出ず、進行するスリガラス影を呈することもあります。また、前著で紹介した急性間質性肺炎のように、原因がまっ

たくわからずに死に向かって一直線に進むスリガラス影もあります。これらの鑑別には気管支鏡検査などを含めた精査のための時間が必要ですが、タイムイズマネー、時間こそが優先されなければならないこともある。スリガラス影の進行速度が速ければ速いほど、ステロイドパルス療法を用いる大義名分になっているのがいまの呼吸器診療です。ただし、可能であれば、感染症は否定しておきたい。

　不気味に進行するスリガラス影に対するステロイドパルス療法にはエビデンスはまったくありません。その効果についても不明です。じゃあ何で使うの？　と言われると回答に困るのですが、長い呼吸器内科の歴史で「効果的である」と語り継がれてきたことも一因です。

　また、特発性肺線維症（IPF）などの既存の間質性肺炎が急速に悪化した場合にはステロイドパルス療法を用いるエビデンスも存在するので、これらに対してはステロイドパルス療法は積極的に使っています。

　まとめると、原因のよくわからない進行の速い呼吸不全を伴うスリガラス影、間質性肺炎の急速な悪化に対してステロイドパルス療法を用いることがある、ということです。もっと簡単に言えば、主治医が「待てない」と判断したときです。

> Point
> - ステロイドパルス療法は、メチルプレドニゾロンを1,000mg/日を3日間点滴する治療法である
> - 呼吸器内科では、ステロイドパルス療法は、原因のよくわからない進行の速い呼吸不全を伴うスリガラス影、間質性肺炎の急速な悪化に対して用いていることが多い

文献

1) 山本舜悟. Dr.山本の感染症ワンポイントレクチャー. 2014, CareNet.
https://www.carenet.com/series/yamamoto/cg001229_010.html

3. 世界一わかりやすい　肺がん治療の基礎の基礎

エビデンスの砦

肺がんの治療法

　最近は、メディアを賑わす色々な意見があり、抗がん剤を受けないという選択肢を選ばれる患者さんも増えてきました。すべてを理解しているのであれば、その選択肢でもよいと私は思っています。この本ではそういった議論をするつもりはありませんのであしからず。

　この項目では、肺がんの治療についてできるだけかみ砕いて書いてみました。

　肺がんの治療といえば、手術、放射線治療、化学療法（抗がん剤）の3つが基本です。早期がんであれば手術で根治切除することが重要ですが、病期Ⅳの患者さんでは残念ながら手術はできません（手術しても取り切れないため）。放射線治療は肺がん全体の中では適応が限られているので、根治切除ができない患者さんの多くは抗がん剤の投与を受けるという選択肢を選ぶことになるのが現状です。

抗がん剤の選択肢

　肺がんは、大きく分けて3つあります。腺がん、扁平上皮がん、小細胞がんの3つです。他にもいろいろ種類があるのですが、呼吸器診療で遭遇する肺がんの9割以上はこれら3つのいずれかです。顕微鏡でのぞいてみると、この3種類のがん細胞はそれぞれ特徴的な形をしています。この3種類

に分けた理由は、それぞれ治療法が微妙に異なるためです。

　もしどれか1つだけ治療内容を覚えるとするなら、腺がんです。腺がんの治療は、EGFRという遺伝子の変異の有無によって治療選択肢が変わります。抗がん剤と聞くと、「点滴・吐き気・脱毛」などのイメージがあると思いますが、EGFR遺伝子変異がある患者さんは内服治療が効果的なのです。それがイレッサ®、タルセバ®、ジオトリフ®といったEGFRチロシンキナーゼ阻害薬と呼ばれる薬剤です。呼吸器病棟に勤務する人ならば、イレッサ®を耳にしたことがあるのではないでしょうか。発売当時は、致死的な間質性肺炎を起こす可能性があるとしてメディアを賑わせました。しかし、リスク管理をしっかりしておれば間質性肺炎の発生を早期に同定・予防・治療できるので、そこまで恐れるものではありません。EGFR遺伝子変異がある患者さんにイレッサ®などを使用すると、私たちが想像しているよりもがんの縮小が得られます。年単位で再発せずに内服し続けられる患者さんもいます。

　とはいえ夢の薬剤というものではなく、一部の患者さんでは無効であったり再発してしまったりするため、次に述べる抗がん剤の点滴が適応になります。EGFR遺伝子変異がない患者さん、EGFRチロシンキナーゼ阻害薬が無効となった患者さんにはプラチナ製剤と呼ばれる抗がん剤と、もう1、2種類追加で抗がん剤を組み合わせて多剤併用治療を受けていただくことが多いです※。これは、先ほどの「点滴・吐き気・脱毛」のイメージに相違ありません。制吐剤や抗がん剤の開発が進みましたが、副作用はやはり大きいのが点滴抗がん剤のハードルでもあります。

※耐性化した肺がんにオシメルチニブ（タグリッソ®）という新しい薬が最近登場しました。

　実は、扁平上皮がん、小細胞がんの治療もこの点滴の抗がん剤が第一選択になります。なんだ、じゃあイレッサ®を使えない患者さんは全員同じ

抗がん剤の多剤併用療法なのか、というとそういう簡単なハナシではありません。たとえば腺がんは、プラチナ製剤＋ペメトレキセド（アリムタ®）＋ベバシズマブ（アバスチン®）、扁平上皮がんは、プラチナ製剤＋パクリタキセル、小細胞がんは、プラチナ製剤＋イリノテカンなど、組み合わせる抗がん剤が微妙に異なるのです。

エビデンスの砦

　エビデンスとは、そのまま翻訳した通り医学的な"根拠"のことを指します。私たちが医療現場で触れ合っている治療はすべて、どこかの国のどこかの研究グループが発表した研究に基づいて行われています。これを私たちはエビデンスと普段呼んでいます。もちろん、質の高い研究の方がエビデンスも良質だと判断されています。

　がんの分野はエビデンスの量が豊富で、ものすごい数の研究がなされている領域なのです。まさにエビデンスの砦、エビデンスの城、といえるでしょう。肺がんの治療は、生存期間や副作用といったものを異なる抗がん剤同士で比較し、よりよいものが生き残っているのです。そのため、腺がん、扁平上皮がん、小細胞がんで治療法が異なるのです。

> Point
> - 肺がんの治療は、腺がん、扁平上皮がん、小細胞がんで治療法が異なる
> - 腺がんでEGFR遺伝子変異がある場合、イレッサ®などのEGFRチロシンキナーゼ阻害薬が使用できる

4.肺がんで使用する錠剤が多すぎ？

ニブマブニブマブ……

ニブマブの種類

　前項でも述べましたが、肺がんのうち特に腺がんではEGFRチロシンキナーゼ阻害薬、ALK阻害薬などの特殊な抗がん剤（分子標的薬）が用いられます。そのすべての薬剤一般名の語尾に、「ニブ」「マブ」がついています。「よっ！ そこのねえちゃん、マブイね！」なんていう言葉がバブルの頃に流行ったかもしれませんが、そんな言葉とは関係ありません。さて、この新しい抗がん剤で「ニブ」や「マブ」がついている薬剤をニブマブと呼びましょう。ニブマブニブマブミニブマブ、あわせてニブマブムニブマブ。さあ、言えますか？（笑）

　現在使用できるニブマブは以下の**表8**のとおりです。げげっ！ 結構多

表8　肺がんに使用する分子標的薬一覧

分　類	一般名	商品名	用法用量
EGFRチロシンキナーゼ阻害薬	ゲフィチニブ	イレッサ®	1回250mg　1日1回
	エルロチニブ	タルセバ®	1回150mg　1日1回（食事1時間以上前または食後2時間以降）
	アファチニブ	ジオトリフ®	1回40mg　1日1回（空腹時）
	オシメルチニブ	タグリッソ®	1回80mg　1日1回
ALK阻害薬	クリゾチニブ	ザーコリ®	1回250mg　1日2回
	アレクチニブ	アレセンサ®	1回300mg　1日2回
抗VEGF抗体	ベバシズマブ	アバスチン®	1回15mg/m²　3週ごと

い!? この中で、病棟で見かける可能性が一番高いのがイレッサ®とアバスチン®です。そのため、この2剤だけでも覚えておきましょう。イレッサ®は錠剤、アバスチン®は点滴です。呼吸器病棟のナースは、アバスチン®の点滴を経験したことがあるのではないでしょうか。

ゲフィチニブ（イレッサ®）

　イレッサ®は最も古いEGFRチロシンキナーゼ阻害薬です。上述したように、*EGFR*遺伝子変異がある患者さんにはこのイレッサ®がよく効くことが多いです。イレッサ®が長男だとすると、タルセバ®は次男、ジオトリフ®は三男といったところでしょうか。いや、別に長女、次女、三女でもいいんですけど。

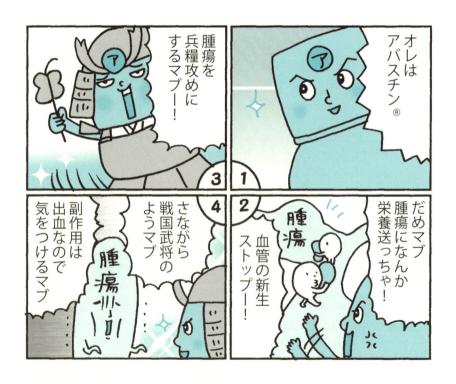

イレッサ®は1日1回朝に錠剤を飲むことが多いのですが、副作用に注意しなければなりません。イレッサ®をはじめとするEGFRチロシンキナーゼ阻害薬の副作用でもっとも有名なものは皮膚障害と間質性肺炎です。皮膚障害は結構重篤になることもあり、ステロイド軟膏などを用いても管理できない場合は治療を中断しなければなりません。EGFRチロシンキナーゼ阻害薬の中では、ジオトリフ®＞タルセバ®＞イレッサ®の順に皮膚障害が強いとされています。間質性肺炎は、EGFRチロシンキナーゼ阻害薬を使用した患者の5％くらいにみられるとされており、これが出現すれば即座に治療は中止となります。というのも、間質性肺炎を起こすと重篤化し場合によっては死に至ることもあるためです。そのため、もともと間質性肺炎がある肺がんの患者さんにEGFRチロシンキナーゼ阻害薬を使ってはいけません。

ベバシズマブ（アバスチン®）

　私の小学校のときの同級生にアベくんという友達がいて、彼のあだ名はアベッチンでした。アバスチン®を聞くと毎回彼の顔が頭に出てきます。そんなアベッチン、じゃなかった、アバスチン®は肺がんに対して唯一点滴で投与できる分子標的薬です。腫瘍へ栄養を送り続ける血管の新生をストップさせることで腫瘍を兵糧攻めにしてやろうという薬剤です。アバスチン®は、プラチナ製剤＋ペメトレキセド（アリムタ®）＋ベバシズマブ（アバスチン®）などのように組み合わせて使用することが多く、腺がんに使用される抗がん剤です。副作用として出血に注意しなければなりません。肺からの出血や鼻血が多いです。そのため、すでに血痰が出ている肺がんの患者さんではアバスチン®は使ってはいけません。

> **Point**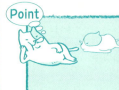
> 分子標的薬にはEGFRチロシンキナーゼ阻害薬、ALK阻害薬、抗VEGF抗体があり、イレッサ®とアバスチン®は覚えておきたい

免疫チェックポイント阻害薬：ニボルマブ（オプジーボ®）

　オプジーボ®という新しい抗がん剤が2016年から使用できるようになりました。トッポジージョじゃありませんよ。え？ トッポジージョ知らない？ くっ……ジェネレーションギャップか！

　オプジーボ®はすでに私も何人かの患者さんに使っています。これは、非小細胞肺がんの2次治療（セカンドライン）として使えるようになった新しいタイプの薬剤で、2週間に1回点滴します。これまで2次治療にはドセタキセルなどが用いられていましたが、オプジーボ®の方が有効とされており、今後登場機会が増えてくるでしょう。

「ニブ」と「マブ」の意味

　分子標的薬の薬剤の一般名の最後は、なぜ「ニブ」や「マブ」なのでしょう。実は、EGFRチロシンキナーゼ阻害薬のような薬剤は最後にib：阻害薬（inhibitor）をつけなさいと定められているのです。仕方ありません、誰かオエライさんがそう決めたのです。なので、ゲフィチニブ、エルロチニブ、アファチニブのようにニブニブニブと言っているわけです。一方、名前の最後に「マブ」が付くのはmab：モノクローナル抗体（monoclonal antibody：MAB）という意味があります。これも抗体医薬品にはそう名付けなさいとオエライさんが定めたのです。

アルク

　EGFRに引き続いてALK（アルクと呼ばれています）という新しい遺伝子の異常が腺がんで同定されました。EGFR遺伝子変異は中高年の女性、非喫煙者に多く、ALK融合遺伝子は若年者に多くみられます。
　ALK阻害薬というこれまた新しい薬剤が登場していまして、ザーコリ®やアレセンサ®という薬剤がALK融合遺伝子のある患者さんに使用できるようになりました。選択肢が増えるのは患者さんにとってよいことですが、覚える方はタイヘンですね。
　話が脱線しますが、私は医学論文を読むとき、医学用語を適切に翻訳してくれるウェブサイトをよく使用しています。それがアルクです（http://www.alc.co.jp/）。結構質の高い翻訳をしてくれます。

5. 安易にHOTといわないで

在宅酸素療法の功罪

HOTの名医

　在宅酸素療法のことをHOT（Home Oxygen Therapy）と呼びます。「ホット」「ホット」と言うことが多いです。藤井隆さんのギャグを思い出すのは私だけでしょうか。

　私は呼吸器疾患ばかりを診ていますから、全国的にもHOTをたくさん導入している医師の1人でしょう。とはいえ、私はHOTの名医ではありません。正しく酸素処方指示書さえ書ければ、誰でもが同じ水準の酸素療法を受けられるからです。それゆえ、HOTは導入が非常に簡単です。簡単であるがゆえに、患者さんに対する配慮がおざなりになってしまうこともしばしば。

　酸素療法について患者さんに説明を行い、酸素処方指示書（**図1**）を書いて酸素業者さんに連絡するだけで、その日のうちに酸素濃縮器と酸素ボンベが使えるようになります。もちろん、酸素流量をどのくらいにするのか精査してから導入すること

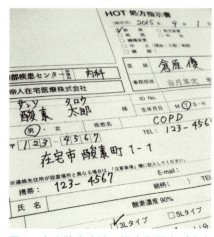

図1　在宅酸素療法の処方指示書（帝人在宅医療株式会社）

が望ましいことは言うまでもありません。

HOTの導入

「酸素を始めましょう」という医師の言葉は患者さんの人生に重くのしかかります。患者さんの人生の一大事です。その先の人生が変わってしまうわけですから当然です。

COPDによる慢性呼吸不全に対してHOTを導入すると、ほとんどの患者さんは寿命が尽きるまで使い続けなければいけません（呼吸リハビリによって無酸素に戻ることもまれにありますが）。そのため、「自分はもうダメなんだ」と悲観される患者さんは多い。

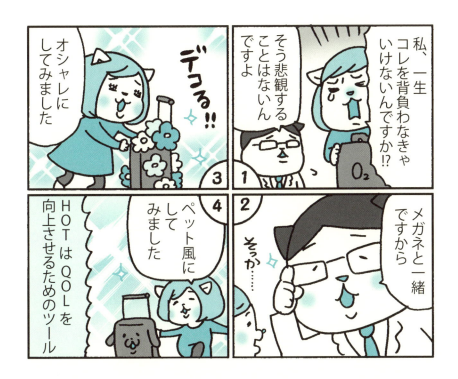

5. 安易にHOTといわないで

「いいえ、そんなことありません」

　私は外来でそう言います。気休めの言葉として、「メガネ」にたとえる医師もいます。現在はレーシックなんていう視力を回復させる裏ワザもありますが、近眼や老眼の患者さんの多くは、一生メガネやコンタクトレンズをかけて過ごします。メガネは基本的に毎日かけるもの。HOTは寝ているときや入浴時にも装着する必要があるかもしれませんが、メガネと位置付けは似たようなものです。もちろん、HOTはメガネより大きいし重たいし、煩わしくて邪魔になるのは事実ですが。ただ、少なくともそんな人生を悲観するような治療法ではないと私は思っています。

　そういったことをすべて踏まえた上で、私たち医療従事者は「酸素を始めましょう」という言葉を使わなければなりません。

　HOTは患者さんのQOLを向上させて、生活を支えるためのものです。HOTを導入して、趣味を楽しんでほしい。HOTを導入して、行けなかった旅行に行ってほしい。私は心からそう願っています。

Point

HOTの導入は患者さんにとって人生の一大事であることを医療従事者は肝に銘じておかねばならない

6. 笑いと呼吸器疾患

笑うことはよいことか

笑う門には福来る？
　私はイカツイ顔をしているせいもあってか、患者さんを笑わせることがなかなかできませんが、できるだけ患者さんを笑顔にできるよう日々診療しているつもりです。さて、笑いは呼吸器疾患にとってよいのでしょうか、それとも悪いものでしょうか。
　多くの患者さんが「よいことだ」と返すと思いますが、実はよい側面も悪い側面も両方報告されているのです[1]。

笑いと呼吸器疾患の良い側面
　重度のCOPD患者さんを集めて、笑いがどのような身体的影響を与えるかを調べた研究があります[2]。COPD患者さんと健常人に対してクリニクラウンが笑いのセッションを開き、その前後で呼吸機能検査を行いました。すると、笑いの介入によってCOPD患者さんの風船のように膨らんだ肺の所見（過膨張）が改善したではありませんか。この研究によって、笑いによる呼吸法がCOPDによい影響を与えるのではないかと結論付けられました。

笑いと呼吸器疾患の悪い側面
　じゃあトコトンまで笑わせてやろう、と思って必殺ギャグを呼吸器外来

で披露したらどうなるでしょう。実は、患者さんが大声で笑うと、むしろCOPDに対して悪影響をもたらす可能性があるそうです[3]。

　その昔、吉本新喜劇を見て爆笑し救急搬送された喘息患者さんがいました。これまでの人生で一番笑ったらしく、そのせいで喘息発作を起こしたというのです。誰のどのギャグだったのか、しっかり聞いておけばよかった……。救急搬送されてきた時点では当然ながら笑っていませんでしたが、喘息発作は全身性ステロイド投与を要する結構ひどい発作でした。喘息患者さんの中には、笑いだけでなく怒りやストレスといった負の感情によって発作を起こす方がいます。人の感情が健康にもたらす影響というのは、それほど大きなものなのです。

　過ぎたるは及ばざるがごとし。お笑い芸人のように高いレベルの笑いで

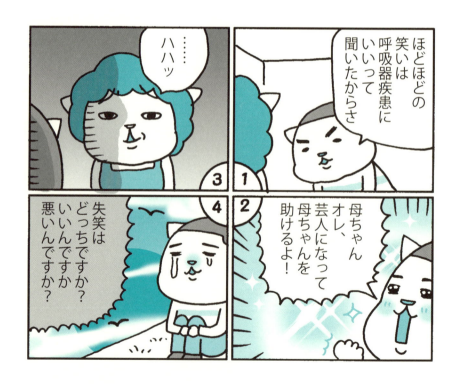

はなく、外来でほどほどに笑顔にできるくらいの話でよいのかな？少なくともプライベートではたくさん笑って健康に過ごしたいものですね。ストレスをたくさん抱えて笑わずに過ごす人生よりは、体にとってもいいはずです。

> **Point**
>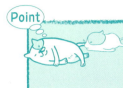
> 呼吸器疾患を有する患者さんにとって、ほどほどの笑いは良い効果を与えると考えられる

文献
1) Ferner, RE. et al. Laughter and MIRTH（Methodical Investigation of Risibility, Therapeutic and Harmful）: narrative synthesis. BMJ. 347, 2013, f7274.
2) Brutsche, MH. et al. Impact of laughter on air trapping in severe chronic obstructive lung disease. Int J Chron Obstruct Pulmon Dis. 3 (1), 2008, 185-92.
3) Lebowitz, KR. et al. Effects of humor and laughter on psychological functioning, quality of life, health status, and pulmonary functioning among patients with chronic obstructive pulmonary disease: a preliminary investigation. Heart Lung. 40 (4), 2011, 310-9.

●著者略歴

倉原 優（くらはら ゆう）

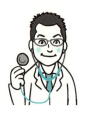

国立病院機構近畿中央胸部疾患センター内科医師。2006年滋賀医科大学卒業。洛和会音羽病院を経て2008年より現職。日本呼吸器学会呼吸器専門医、日本感染症学会感染症専門医、インフェクションコントロールドクター。人気ブログ「呼吸器内科医」（http://pulmonary.exblog.jp/）の管理人としても知られ、海外文献の和訳やエッセイなどを多数執筆。

　自身が得た知識をできるだけたくさんの人にシェアし、それが回り回って患者さんの幸せにつながればいいなと思っています。小さい頃から夢見ていたお医者さんになることができ、支えてくれたすべての人に感謝する毎日です。

＜著書＞
「ねころんで読める呼吸のすべて」（メディカ出版）、「『寄り道』呼吸器診療」「ポケット呼吸器診療2016」（シーニュ）、「呼吸器の薬の考え方、使い方 ver.2」「本当にあった医学論文」（中外医学社）、「呼吸器診療 ここが『分かれ道』」「COPDの教科書」（医学書院）、「気管支喘息バイブル」（日本医事新報社）など。

もっとねころんで読める呼吸のすべて
―ナース・研修医のための
やさしい呼吸器診療とケア2

2016年7月15日発行 第1版第1刷

著　者　倉原　優
発行者　長谷川　素美
発行所　株式会社メディカ出版
　　　　〒532-8588
　　　　大阪市淀川区宮原3-4-30
　　　　ニッセイ新大阪ビル16F
　　　　http://www.medica.co.jp/
編集担当　江頭崇雄
装　　幀　市川　竜
イラスト　藤井昌子
印刷・製本　株式会社廣済堂

©Yu KURAHARA, 2016

本書の複製権・翻訳権・翻案権・上映権・譲渡権・公衆送信権
(送信可能化権を含む)は、(株)メディカ出版が保有します。

ISBN978-4-8404-5808-5　Printed and bound in Japan

当社出版物に関する各種お問い合わせ先 (受付時間：平日9：00〜17：00)
● 編集内容については、編集局 06-6398-5048
● ご注文・不良品(乱丁・落丁)については、お客様センター 0120-276-591
● 付属のCD-ROM、DVD、ダウンロードの動作不具合などについては、
　　デジタル助っ人サービス 0120-276-592

メディカの書籍

ねころんで読める
呼吸のすべて
ナース・研修医のためのやさしい呼吸器診療とケア

好評発売中

国立病院機構近畿中央胸部疾患センター 内科　**倉原 優**

「体位ドレナージに根拠はあるの?」。看護ケアの素朴なギモンから、「世界一簡単な胸腔ドレーンの原理」といった研修医必見の知識まで、日常のケア・診療で明日から使える目からウロコのエッセンスが満載! 楽しい4コマ漫画つきで、100分でパッと読めて日々の業務ですぐに「違いを出せる」一冊。

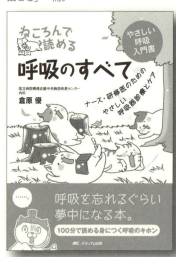

内容

1章：病棟編
1. うがいのエビデンス
2. 体位ドレナージは有効？
3. タッピング、スクイージングは有効？
4. SpO_2 90%神話　ほか

2章：症状編
1. 最も効果のある鎮咳薬
2. 去痰薬の種類が多すぎる
3. 呼吸困難感に対するモルヒネ
4. 呼吸困難感のスケールは何が主流？

3章：診察編
1. 呼吸数、どうやって数える？
2. 聴診用語はウィーズとクラックルだけ！
3. 必見！ 世界一わかりやすい胸部レントゲン写真のポイント
4. 胸部レントゲン写真の被曝　ほか

4章：疾患編
1. いまさら聞けない呼吸器疾患
2. 明解！ 吸入薬の使い方
3. そもそも間質性肺炎とは？
4. 気管支拡張症

5章：治療編
1. なぜCO_2ナルコーシスに酸素を投与すると危ないのか？
2. 世界一簡単な胸腔ドレーンの原理
3. 胸腔ドレーン管理のウソホント
4. 胸膜癒着術　ほか

定価（本体2,000円＋税）
A5判／172頁　ISBN978-4-8404-5432-2
web T170400（メディカ出版WEBサイト専用検索番号）

MC メディカ出版

お客様センター　0120-276-591

www.medica.co.jp

本社 〒532-8588 大阪市淀川区宮原3-4-30 ニッセイ新大阪ビル16F